AF501684

DE LA

PRÉSENCE NORMALE D'ACIDE SALICYLIQUE

DANS DIVERSES SUBSTANCES ALIMENTAIRES

D'ORIGINE VÉGÉTALE

Causes d'erreurs qui peuvent en résulter dans les expertises légales

PAR

Albert DESMOULIÈRE

PHARMACIEN DE 1re CLASSE
DOCTEUR DE L'UNIVERSITÉ DE PARIS (PHARMACIE)
EX-INTERNE DES HÔPITAUX DE PARIS
EX-CHIMISTE-EXPERT DE LA VILLE DE PARIS
ESSAYEUR DU COMMERCE DIPLÔMÉ
ÉCOLE DE PHARMACIE : PRIX LAROZE (ANALYSE CHIMIQUE)
MÉDAILLE DE BRONZE DE L'ASSISTANCE PUBLIQUE

PARIS
SOCIÉTÉ FRANÇAISE D'IMPRIMERIE ET DE LIBRAIRIE
15, Rue de Cluny, 15

—

1902

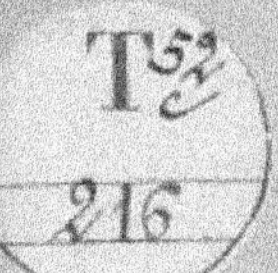

DE LA

PRÉSENCE NORMALE D'ACIDE SALICYLIQUE

DANS DIVERSES SUBSTANCES ALIMENTAIRES

D'ORIGINE VÉGÉTALE

Causes d'erreurs qui peuvent en résulter dans les expertises légales

PAR

Albert DESMOULIÈRE

PHARMACIEN DE 1re CLASSE
DOCTEUR DE L'UNIVERSITÉ DE PARIS (PHARMACIE)
EX-INTERNE DES HOPITAUX DE PARIS
EX-CHIMISTE-EXPERT DE LA VILLE DE PARIS
ESSAYEUR DU COMMERCE DIPLOMÉ
ÉCOLE DE PHARMACIE : PRIX LAROZE (ANALYSE CHIMIQUE)
MÉDAILLE DE BRONZE DE L'ASSISTANCE PUBLIQUE

PARIS
SOCIÉTÉ FRANÇAISE D'IMPRIMERIE ET DE LIBRAIRIE
15, Rue de Cluny, 15

1902

A Monsieur A. VILLIERS,

Professeur a l'École Supérieure de Pharmacie

Hommage très respectueux.

A MONSIEUR L. PORTES,

PHARMACIEN EN CHEF DE L'HOPITAL SAINT-LOUIS

Hommage de reconnaissance
et de respectueux dévouement.

INTRODUCTION

Le titre que nous avons donné à ce travail montre que c'est surtout au point de vue pratique que nous nous sommes placé. La question scientifique n'en a cependant pas été éloignée, mais nous avons dû la restreindre par suite de l'impossibilité dans laquelle nous nous sommes trouvé de poursuivre nos recherches aussi loin que nous l'aurions désiré.

Malgré cela, les résultats obtenus ont été suffisants pour nous permettre de poser des conclusions nettes sur un certain nombre de points.

Voici le plan que nous avons adopté :

Chapitre I. — Du radical salicyle dans les végétaux.

Chapitre II. — Des propriétés et réactions susceptibles d'être utilisées pour la caractérisation du salicylate de méthyle et de l'acide salicylique.

Chapitre III. — Maltol et acide isopyrotritarique, composés présentant au point de vue de leurs réactions quelques points communs avec l'acide salicylique.

Chapitre IV. — Application des données précédentes à la recherche de dérivés salicyliques dans certains produits végétaux où ils n'ont jamais encore été signalés.

Chapitre V. — Application aux matières alimentaires des recherches mentionnées dans le chapitre IV.

Chapitre VI. — Recherche de l'acide salicylique dans les matières alimentaires.

Qu'il nous soit permis, avant d'exposer cette étude, d'adresser à notre Maitre, M. Portes, pharmacien en chef de l'hôpital Saint-Louis, le témoignage de notre vive gratitude, pour toute sa bienveillance à notre égard.

Durant près de cinq années, dans son laboratoire, nous avons pu, grâce aux conseils éclairés qu'il n'a cessé de nous prodiguer, acquérir des notions précieuses sur la chimie analytique, et tout particulièrement sur cette branche de l'analyse qui, de jour en jour, prend une importance plus considérable : l'analyse des matières alimentaires.

Nous dédions ce modeste travail à M. Portes, heureux de l'occasion qui nous est offerte de l'assurer de toute notre reconnaissance.

Les encouragements et les conseils que nous a donnés M. le Professeur Villiers pour la conduite de nos expériences nous ont aussi été d'un grand secours. En voulant bien accepter la présidence de cette thèse, il nous a montré l'intérêt qu'il attachait à ce travail ; nous le prions d'accepter nos plus sincères remerciements.

CHAPITRE Ier

DU RADICAL SALICYLE DANS LES VÉGÉTAUX

Le radical salicyle existe dans les végétaux à divers états :

1° La SALICINE $C^{13} H^{18} O^{7}$ ou glucoside saligénique, découverte en 1830 par LEROUX (1) qui l'a retirée du *Salix helix*.

En étudiant ce salix, LEROUX s'était demandé s'il n'était pas possible d'extraire des écorces sans valeur qui sont détachées de l'osier avant de le mettre en œuvre, une substance susceptible de remplacer la quinine et la cinchonine, car déjà à cette époque le saule avait été employé plus d'une fois comme amer et fébrifuge. Si le but poursuivi par l'auteur ne fut pas complètement atteint, un horizon nouveau n'en fut pas moins ouvert à la chimie organique.

Depuis la salicine a pu être extraite d'un grand nombre de plantes : du tremble (*Populus tremula*) (2), du peuplier d'Athènes (*Populus græca*), du *Populus alba*, du *Salix fissa*, du *Salix amygdalina*, du *Salix incana*, du *Salix vitellina*, et des bourgeons de la *Spiræa ulmaria* (3), qui, à l'état de floraison, contiennent de l'aldéhyde salicylique, résultant d'après l'hypothèse de PESCHIER de l'oxydation de la salicine.

Récemment, M. TRILLAT (4) a confirmé cette dernière hypo-

(1) *Ann. de Chim. et de Phys.*, t. XLIII, p. 140.
(2) Braconnot, *Ann. de Chim. et de Phys.*, t. XLIV, p. 296.
(3) Peschier, *Ann. de Chim. et de Phys.*, t. XLIV, p. 418.
(4) Thèse, Paris, 1901, p. 189.

thèse en oxydant la salicine par l'intermédiaire du noir de platine.

On sait de plus que la salicine traitée à froid par de l'acide nitrique dilué se change en un principe cristallisable, l'hélicine $C^6H^{11}O^5 - O - C^6H^4 - COH$ glucoside-aldéhyde correspondant (Piria); mais que, poussée plus loin, l'oxydation détruit la molécule glucosique. — Ainsi, chauffée avec une solution étendue de bichromate de potasse et d'acide sulfurique, la salicine produit de l'aldéhyde salicylique, de l'acide formique, et du gaz carbonique (Piria) :

$$\underset{\text{Salicine}}{C^6H^{11}O^5 - O - C^6H^4 - CH^2OH} + 10O =$$

$$\underset{\text{Aldéhyde salicylique}}{OH - C^6H^4 - COH} + 3\,H - CO^2H + 3CO^2 + 3H^2O$$

Notons aussi que, d'après Piria (1), la salicine bouillie avec les acides minéraux très étendus est hydrolysée, et fournit la saligénine et la glucose ordinaire :

$$\underset{\text{Salicine}}{C^6H^{11}O^5 - O - C^6H^4 - CH^2OH} + H^2O =$$

$$\underset{\text{Glucose-}d}{C^6H^{12}O^6} + \underset{\text{Saligénine}}{OH - C^6H^4 - CH^2OH}$$

Mais dans ces circonstances, le dédoublement se complique de la déshydratation d'une certaine portion de la saligénine changée en salirétine :

$$\underset{\text{Ether oxyde de la saligénine}}{OH - C^6H^4 - CH^2 - O - C^6H^4 - CH^2 - OH}$$

L'émulsine hydrolyse également la salicine avec production de saligénine et de glucose-*d*, mais dans ces conditions la salirétine ne se forme pas (Piria).

(1) *Ann. de Chim. et de Phys.*, t. XLIX, p. 281, et t. XIV, p. 257.

L'enzyme de la salive, la ptyaline n'effectue pas la même réaction (M. Bourquelot).

2° Le radical salicyle se trouve contenu dans un composé, la populine, découverte par Braconnot (1) dans l'écorce, les feuilles et les bourgeons du tremble (*Populus tremula*).

La populine a été étudiée par Piria ; elle n'est autre que l'éther benzoïque de la salicine :

$$C^7H^5O^2 — C^6H^7O(OH)^3 — O — C^6H^4 — CH^2 — OH$$

Les acides dilués, mais non l'émulsine, l'hydrolysent en donnant la glucose, l'acide benzoïque et la saligénine, cette dernière passant en grande partie à l'état de salirétine.

Son oxydation incomplète la change en un glucoside aldéhydique complexe : la benzohélicine.

3° Si nous poursuivons la recherche du radical salicyle dans les végétaux, nous arrivons à l'hydrure de salicyle ou aldéhyde salicylique, découvert en 1834 par Pagenstecher, pharmacien à Berne (2), qui le retira des fleurs de l'ulmaire ou reine des prés (*Spiræa ulmaria*) ; et il observa que l'eau distillée de cette plante, ainsi que son essence agitée avec de l'eau, jouissaient de la curieuse propriété de se colorer en rouge violet par les persels de fer.

L'essence de reine des prés est, en effet, formée principalement d'hydrure de salicyle, mélangé d'un térébenthène $C^{10}H^{16}$ et d'une matière cristallisée ayant l'apparence du camphre.

Lœwig, de Zurich (3), fit l'analyse du corps découvert par Pagenstecher, il le décrivit sous le nom d'acide hydrospiroïlique, en étudia les propriétés et fit connaître un grand nombre de ses dérivés.

En 1838, Piria obtint (4) l'hydrure de salicyle en oxydant,

(1) *Ann. de Chim. et de Phys.*, t. XLIV, p. 296.
(2) *Ann. de Chim. et de Phys.*, t. LXIX, p. 331.
(3) *Ann. de Chim. et de Phys.*, t. LXI, p. 219
(4) *Ann. de Chim. et de Phys.*, t. LXIX, p. 281.

comme nous l'avons vu, la salicine au moyen du bichromate de potasse et de l'acide sulfurique, et il lui donna son nom d'hydrure de salicyle « pour rappeler l'analogie intime qui existe entre lui et l'essence d'amandes amères, que, d'après les belles recherches de LIEBIG et WŒHLER, la plupart des chimistes s'accordent à regarder comme l'hydrure d'un radical composé ».

Enfin DUMAS, se trouvant à Berne, demanda à PAGENSTECHER de vouloir bien lui montrer le produit qu'il avait découvert dans l'huile essentielle de reine des prés. Tout de suite il soupçonna son identité avec le corps que venait de découvrir PIRIA, identité qui fut mise hors de doute par les travaux d'ETTLING (1).

L'hydrure de salicyle se rencontre aussi dans les parties vertes d'autres plantes du genre Spiræa : *Spiræa digitata, lobata, filipendula* (WICKE), ainsi que dans les tiges du *Crepis fœtida* ; il n'existe pas tout formé dans les plantes qui le donnent, et doit prendre naissance par un dédoublement analogue à celui qui fournit l'essence d'amandes amères. Cette constatation date du mémoire de PAGENSTECHER : « Il faut, dit l'auteur, que je fasse mention d'une circonstance qui me paraît remarquable, c'est qu'on ne peut retirer d'huile acide des fleurs de spiræa à l'aide d'alcool, même si l'on soumet le tout à une distillation... Ces phénomènes semblent nous démontrer que l'alcool ne retire pas l'huile telle qu'elle est des fleurs de spiræa, et donnent lieu à croire que cette huile ne préexiste pas dans ces fleurs, mais qu'elle se forme dans la distillation avec l'eau. »

Et peu après, DUMAS, parlant des travaux de PAGENSTECHER, rappelait l'attention sur ce fait en disant : « que l'huile essentielle de reine des prés ne prendrait naissance qu'à l'aide du concours de l'eau par la distillation, exemple nouveau qui, tout

(1) *Ann. de Chim. et de Phys.*, 3ᵉ série, t. I, p. 490.

en liant l'huile de spiræa à son analogue l'huile d'amandes amères, vient montrer combien les belles observations de Robiquet sur la formation de l'huile d'amandes amères et celle de moutarde noire ont à la fois d'importance et de généralité.»

3° On pourrait s'attendre, d'après ce qui précède, à trouver dans les végétaux de l'acide salicylique, résultant d'une oxydation plus avancée de la saligénine. Mais sa présence à l'état de liberté n'a jamais été signalée dans les plantes.

Nous admettrons avec M. Trillat « que la toxicité de ce produit vis-à-vis des moisissures, et son pouvoir antifermentescible, font supposer que des quantités notables d'acide salicylique à l'état de liberté dans les plantes, s'opposeraient à leur développement ».

Il n'en est pas de même si cet acide se trouve éthérifié, et nous en arrivons ainsi à étudier dans le règne végétal la présence du seul éther salicylique qui y soit actuellement connu :

LE SALICYLATE DE MÉTHYLE.

Le salicylate de méthyle ou éther méthylsalicylique :

$$CH^3 - C^7H^5O^3$$

a été signalé pour la première fois en 1843 par Cahours (1).

« On emploie, dit Cahours, depuis environ deux ans, dans le commerce de la parfumerie européenne, une essence désignée sous le nom d'huile de Wintergreen, et qui est fournie par une plante de la famille des bruyères, connue sous le nom de *Gaultheria procumbens*.

« Elle provient surtout de la Nouvelle-Jersey, où la plante qui la fournit existe en grande abondance. Elle réside surtout dans les fleurs, d'où on peut l'extraire directement en faisant macérer ces dernières dans l'alcool ou l'éther ; cette essence diffère

(1) *Journ. de Pharm. et de Chim.* (3), mai 1843, et *Ann. de Chim. et de Phys.* (3), t. X, p. 327.

donc essentiellement des huiles d'amandes amères, d'ulmaire, etc., qui ne préexistent pas dans les semences ou les fleurs qui les fournissent, mais qui sont, au contraire, le résultat de l'action de l'eau et des ferments sur les matières particulières existant dans ces semences ou ces fleurs. »

Le salicylate de méthyle forme, en effet, les neuf dixièmes, au moins, de l'essence de *Gaultheria procumbens*, où il se rencontre mélangé à un carbure, le gaulthérylène $C^{10} H^{16}$.

Quelques mois après la découverte de Cahours, Procter (1) le signalait dans l'essence obtenue par distillation en présence de l'eau de l'écorce de *Betula lenta*, Willd., arbre du Canada et de la Caroline. — D'après ce chimiste, l'éther méthylsalicylique ne préexiste pas dans l'écorce ; celle-ci renfermerait une sorte de glucoside, la *gaulthérine*, qui, sous l'influence d'un ferment soluble et en présence de l'eau, se dédoublerait en donnant, entre autres produits, l'éther signalé.

Procter a réussi d'ailleurs à séparer ce glucoside sous la forme d'une masse gommeuse, et il a observé que, additionné d'eau et mis en contact avec l'écorce préalablement épuisée par l'alcool à 93°, il donnait de l'éther méthylsalicylique.

En 1876, Broughton (2) signalait l'éther méthylsalicylique dans l'essence d'une deuxième espèce de gaultheria, le *G. Leschnaultii*, D. C., plante des monts Neelgherry dans l'Hindoustan.

En 1879, H. Kœhler (3) le trouvait dans les essences de deux autres gaultheria : le *Gaultheria punctata*, Blume, qui croît sur les sommets du mont Gédeh, et le *G. leucocarpa*, Blume, espèce commune dans les forêts de l'île de Java.

(1) *Observations on the Volatile Oil of Betula lenta, etc., the American Journal of Pharmacy*, XV, 241, janvier 1844.

(2) D'après *Jahr. der Chemie*, 588, 1876. — *Journ. de Pharm. et de Chim.* (5), t. XXX, p. 433.

(3) *Bericht d. deutsch. Chem. Gesell.*, XII, 246, 1879.

En 1881 (1), Langbeck réussit à en démontrer la présence dans la racine du polygala des officines fournie par le *Polygala senega*, L., plante de l'Amérique du Nord.

Enfin, plus récemment, en 1889, Ludwig Reuter (2) en rencontrait à l'état de traces dans une racine quelquefois mélangée à celle du *Polygala senega*, la racine du *Polygala alba*, plante croissant également en Amérique.

En somme, jusqu'ici, l'éther méthylsalicylique n'avait été signalé que dans des espèces exotiques ; M. Bourquelot l'a trouvé dans des espèces indigènes (3).

Il a montré qu'on pouvait en retirer de plusieurs polygala : racine des *Polygala vulgaris*, L., *calcarea*, F. Schultz, *depressa*, Wenderoth, *nemorivaga*, Pomel, et du *Monotropa hypopythis*, plante qui vit en parasite sur la racine d'arbres divers, principalement sur la racine des pins.

Ses observations l'ayant amené à penser que l'éther méthylsalicylique ne préexistait pas, mais prenait naissance au moment où l'on écrase la plante par suite de l'action d'un ferment soluble sur un glucoside particulier de cet éther : ferment et glucoside se trouvant, pendant la vie du végétal, localisés dans des cellules différentes, M. Bourquelot a pu, en poursuivant ses recherches, justifier cette manière de voir.

Disons qu'entre temps MM. Schneegans et Gerock (4) avaient réussi à extraire du *Betula lenta* la gaulthérine signalée par Procter. Ce glucoside, ils avaient pu l'obtenir pur et cristallisé, ils lui avaient attribué la formule

$$C^{14} H^{18} O^{8}, H^{2} O.$$

(1) *Jahresbericht für Pharmacie, Pharmakognosie und Toxikologie*, 1881, 1882.

(2) *Zur Kenntniss der Senegawurzeln*, *Arch. der Pharmacie* (3), XXVII, 927, 1889.

(3) *Journ. de Pharm. et de Chim.* (5), t. XXX, p. 433 et (6), t. III, p. 577.

(4) *Ueber Gaultherin ein neues Glykosid aus Betula lenta*, L., *Arch. der Pharmacie*, 1894, p. 437.

et avaient montré que le dédoublement sous l'influence du ferment s'effectuait conformément à l'équation suivante :

$$C^{14} H^{18} O^{8} + H^{2}O = C^{6} H^{12} O^{6} + CH^{3} - C^{7} H^{5} O^{3}.$$

Bien que M. Bourquelot, malgré de nombreux essais sur le *Monotropa hypopythis*, ne soit arrivé qu'à isoler un glucoside impur, les résultats qu'il a obtenus en faisant agir les ferments sur ce glucoside d'une part, et sur le glucoside cristallisé de MM. Schneegans et Gerock d'autre part, lui ont permis d'en arriver à ces intéressantes conclusions :

1° Qu'un même ferment hydrolysant de la gaulthérine existe dans la tige du *Monotropa hypopythis*, dans la racine des *Polygala senega*, *vulgaris* et *calcarea* et des *Spiræa ulmaria*, *filipendula* et *salicifolia*, dans les feuilles et les fruits du *Gaultheria procumbens*, dans les pétales et dans les feuilles des *Azalea* et enfin dans l'écorce du *Betula lenta* ;

2° Qu'il existe dans le *Monotropa hypopythis*, et vraisemblablement dans les autres plantes qui fournissent de l'éther méthylsalicylique, un glucoside qui, comme la gaulthérine, est hydrolysé par ce ferment.

Le glucoside est-il identique à la gaulthérine elle-même ? La question ne pourra être décidée que lorsqu'on l'aura obtenu à l'état cristallisé et pur.

Il ne nous reste plus maintenant, au point de vue bibliographique, qu'à donner un rapide aperçu concernant les recherches de M. Van Romburgh, et celles plus récentes de M. Tailleur.

En 1898, M. Van Romburgh (1), en examinant les principes volatils retirés de 900 plantes, a rencontré le salicylate de méthyle dans 160 d'entre elles, c'est-à-dire dans 18 % de ces

(1) *Annales de Buitenzorg*, d'après *Pharm. Centralhalle*, 1898, p. 758.

plantes. La présence du salicylate de méthyle serait donc beaucoup plus fréquente qu'on ne le suppose.

L'auteur a constaté sur toutes les plantes étudiées que le liquide distillé obtenu avec les feuilles fraiches sitôt après la récolte ne donnait pas la réaction du salicylate de méthyle ; il la donnait au contraire avec les mêmes feuilles soumises à la distillation un jour après la récolte.

Il faut en conclure, d'après M. Van Romburgh, et comme l'a déjà fait M. Bourquelot, que le salicylate de méthyle se trouve dans les plantes à l'état de combinaison glycosidique.

L'éther méthylsalicylique serait fréquent, surtout dans les plantes de la famille des Légumineuses ; mais l'auteur l'a trouvé également dans une ou plusieurs espèces des familles suivantes : Aurantiacées, Célastrinés, Composées, Cupulifères, Ebénacées, Euphorbiacées, Graminées, Jasminées, Lonicérées, Méliosmées, Myrtacées, Oléacées, Polygalées, Rhamnées, Rosacées, Rubiacées, Sapindacées, Staphyléacées et Tiliacées.

Sa présence ne serait pas limitée à une partie spéciale de la plante ; on peut en trouver dans les racines, les feuilles, les fleurs et l'écorce.

Enfin, en 1901 (1), M. Tailleur a signalé dans la plantule du hêtre un glucoside et une diastase qui, sous l'action de l'eau, donnent naissance à de l'éther méthylsalicylique et à du glucose assimilé par la plante. Cette réaction, localisée dans l'axe hypocotylé, ne se produit ni dans la graine, ni dans la plantule âgée. On est donc conduit à admettre, d'après l'auteur, qu'il existe un glucoside méthylsalicylique caractéristique de la période germinative du hêtre.

(1) *Comptes rendus de l'Acad. des Sciences*, 20 mai 1901.

Intentionnellement, dans cette revue bibliographique, nous avons omis de parler d'un travail fort intéressant de M. K. Mandelin (1).

L'auteur y signale la présence d'acide salicylique dans nombre de plantes de la famille des Violacées. Ainsi, dans les *Viola syrtica*, *tricolor*, *arvensis*, on pourrait rencontrer la dose énorme de 0,083 à 0,144 d'acide salicylique pour 100 de plante; des traces seulement existeraient dans les *Viola odorata*, *sylvatica*, *palustris*, *canina*, *uliginosa*, *arenaria*, *mirabilis*, *uniflora*, *floribunda*, *pinnatifolia*.

En opérant sur plusieurs échantillons de pensée sauvage des pharmacies, nous avons pu vérifier, au moins en partie, les faits ci-dessus.

A quel état primitif existe cet acide salicylique dans la plante? Se trouve-t-on en présence de l'un des produits découverts jusqu'ici dans les végétaux, d'un glucoside méthylsalicylique par exemple, dont, après dédoublement, le salicylate de méthyle serait décomposé immédiatement avec mise en liberté de l'acide salicylique?

Nous ne pouvons répondre actuellement à cette question. Cependant, des expériences un peu superficielles sembleraient nous indiquer qu'il peut exister ici un glucoside capable de donner directement par hydrolyse de l'acide salicylique.

Les recherches que nous faisons dans ce sens n'en sont qu'à leur début, et la question, ne rentrant pas dans le cadre de cette étude, fera l'objet d'un nouveau travail.

(1) *Journ. de Pharm. et de Chim.*, 1882, V, p. 372, d'après *Pharmaceutical Journal*, 28 janv. 1882.

CHAPITRE II

DES PROPRIÉTÉS ET RÉACTIONS SUSCEPTIBLES D'ÊTRE UTILISÉES POUR LA CARACTÉRISATION DU SALICYLATE DE MÉTHYLE ET DE L'ACIDE SALICYLIQUE

Le salicylate de méthyle ou éther méthylsalicylique,

$$CH^3 - C^7 H^5 O^3,$$

est un liquide incolore, d'une odeur forte et persistante,

$$d = 1,18 \text{ ; point d'ébullition } + 223°.$$

Il est très peu soluble dans l'eau, très soluble, au contraire, dans l'alcool, l'éther, l'éther de pétrole, le chloroforme, la benzine, etc.

Au contact d'une solution étendue de perchlorure de fer, le salicylate de méthyle se colore en violet intense ; à ce sujet, nous ouvrirons une parenthèse afin d'exposer certaines expériences assez intéressantes qui trouveront une application dans la suite.

MM. Schneegans et Gerock (1) ont indiqué en 1891 un procédé très pratique permettant de rechercher rapidement l'acide salicylique dans le salicylate de méthyle. Leur procédé est basé sur ce fait que du salicylate de méthyle coloré à l'aide de perchlorure de fer dilué se décolore par agitation avec du chloroforme, la solution restant au contraire colorée en présence d'une trace même d'acide salicylique contenue dans le salicy-

(1) *Journ. de Pharm. et de Chim.*, 1892, t. XXV, p. 267, d'après *Apotheker Zeitung*, n° 92, 1891.

late de méthyle. L'aldéhyde salicylique se comporte comme le salicylate de méthyle.

Quelle est dans la réaction précédente l'action du chloroforme? Personne, croyons-nous, ne l'a dit encore, et voici comment nous avons pu en trouver l'explication :

Nous avons pris 20 cc. de solution aqueuse saturée à la température ordinaire de salicylate de méthyle, et nous y avons ajouté goutte à goutte du perchlorure de fer dilué jusqu'à obtention du maximum de coloration.

Le liquide étant placé dans une boule à décantation a été additionné de 10 cc. de chloroforme, et agité quelques minutes. Nous avons constaté la disparition complète de couleur violette.

Après repos, le chloroforme a été soutiré et filtré, la solution aqueuse, d'autre part, a été également recueillie et filtrée.

Nous désignerons pour plus de commodité la solution chloroformique par C, et la solution aqueuse par A.

Dans le but de voir si le salicylate de méthyle libre ou combiné se trouvait dans la solution chloroformique, celle-ci a été agitée avec 20 cc. environ d'eau légèrement alcalinisée par de la soude, puis cette solution aqueuse après filtration a été acidulée et agitée avec de l'éther. L'éther décanté et évaporé à la température ordinaire a fourni un résidu possédant une odeur caractéristique de salicylate de méthyle, résidu se colorant en violet par le perchlorure de fer. La solution ainsi colorée se décolorait par addition de chloroforme.

Quant à la solution aqueuse A, le fer en a été précipité par la soude ; après filtration, la liqueur acidulée a été agitée avec de l'éther, et cet éther décanté et évaporé comme précédemment.

Le résidu obtenu n'a fourni, en présence du perchlorure de fer dilué, qu'une coloration violacée excessivement faible et même à peine sensible.

Il faut conclure de ces résultats que le chloroforme agité

avec une solution de salicylate de méthyle colorée en violet par le perchlorure de fer s'empare immédiatement de la totalité du salicylate.

On peut se demander maintenant si, dans cette action, le chloroforme dissout simplement le salicylate de méthyle, qu'il sépare ainsi de sa combinaison ferrique, ou bien s'il dissout le composé ferrique tel quel ou plus ou moins modifié.

Les expériences suivantes l'indiquent : si l'on évapore au bain-marie une solution chloroformique analogue à la liqueur C, on obtient un résidu constitué par trois ou quatre petites gouttelettes jaunâtres ; si on traite par l'eau, ces gouttelettes se dissolvent peu à peu sans qu'aucune coloration apparaisse, mais si l'on vient à ajouter quelques gouttes de perchlorure de fer dilué, il se manifeste à nouveau la teinte violette, d'intensité sensiblement égale à celle de la solution aqueuse initiale.

L'éther remplissant le même rôle dans ces réactions que le chloroforme : en évaporant rapidement à la température ordinaire, et en présence de quelques centimètres cubes d'eau, une liqueur éthérée analogue à la liqueur chloroformique C, les mêmes résultats s'observent, on obtient une solution tout à fait incolore, mais se recolorant par addition de perchlorure.

Cette dernière expérience surtout est concluante, car si, dans le cas de l'évaporation du chloroforme, il est permis d'objecter que sous l'action de la chaleur le produit a pu se décomposer, ici cette objection est détruite, l'évaporation de l'éther ayant été faite à la température ordinaire.

Enfin l'éther pas plus que le chloroforme n'enlèvent de fer, nous l'avons vérifié en évaporant des liqueurs chloroformiques et éthérées (obtenues comme la liqueur C), calcinant ensuite avec une goutte d'acide azotique, reprenant par de l'acide chlorhydrique et recherchant dans cette dernière solution le fer par les procédés ordinaires.

En définitive, si l'on agite une solution aqueuse de salicylate de méthyle colorée par le perchlorure dilué avec du chloroforme, de l'éther, de l'éther de pétrole ou même de la benzine, ces dissolvants s'emparent du salicylate de méthyle et laissent le fer dans la solution aqueuse ; c'est pourquoi, si l'on vient à évaporer le dissolvant en présence de cette solution aqueuse qu'il a décolorée, la teinte primitive réapparait.

Ces réactions trouvent très probablement leur cause dans le peu de stabilité de la combinaison ferrique, et dans la différence énorme de solubilité du salicylate de méthyle dans l'eau et dans le chloroforme, l'éther, l'éther de pétrole et la benzine.

Tout ce qui vient d'être dit s'applique à l'hydrure de salicyle.

Au contraire, pour l'acide salicylique, rien de semblable ne se produit, le salicylate de fer reste tel quel dans la solution aqueuse.

Un fait assez intéressant se dégage de ce qui précède. Il y a dans les expériences signalées par MM. Schneegans et Gerock, non seulement une réaction décelant l'acide salicylique dans le salicylate de méthyle et dans l'aldéhyde salicylique, mais aussi un procédé permettant dans une solution aqueuse de séparer le salicylate de méthyle de l'acide salicylique, ou l'aldéhyde salicylique de l'acide salicylique.

Supposons le cas d'une solution de salicylate de méthyle et d'acide salicylique : on produira le maximum de coloration à l'aide du perchlorure de fer dilué, on agitera avec de l'éther par exemple, et après repos, on séparera les deux liquides.

L'éther évaporé à la température ordinaire en présence d'un peu d'eau laissera le salicylate de méthyle. La solution aqueuse acidulée par l'acide chlorhydrique ou l'acide sulfurique dilués sera agitée ensuite avec de l'éther. En évaporant cette deuxième solution éthérée, on aura l'acide salicylique.

Nous fermerons ici la parenthèse, et continuerons notre

aperçu sur les propriétés du salicylate de méthyle, en disant qu'il sera possible dans la recherche même de faibles quantités de ce produit d'en caractériser après saponification les deux composants. Si, en effet, on fait bouillir du salicylate de méthyle avec de la potasse ou de la soude, il se dégage de l'alcool méthylique passant à la distillation et il reste un salicylate alcalin. De ce dernier l'acide salicylique sera extrait par agitation avec de l'éther de la liqueur acidulée.

Ainsi nous avons, d'une part, l'alcool méthylique, de l'autre, l'acide salicylique.

Or, l'alcool méthylique, même en très faible proportion, peut être caractérisé par un procédé d'une grande précision. Ce procédé a été imaginé par M. Trillat pour rechercher l'alcool méthylique dans l'alcool éthylique. Il consiste dans ce cas particulier à condenser avec de la diméthylaniline les produits d'oxydation des deux alcools contenant de l'éthylal et du méthylal produits par l'alcool éthylique et par l'alcool méthylique; les bases obtenues sont ensuite soumises à l'oxydation.

En oxydant la base obtenue par l'alcool ordinaire correspondant à l'éthylal, on obtient une coloration bleue qui disparait rapidement sous l'influence de la chaleur. Au contraire, la base dérivée de l'alcool méthylique correspondant au méthylal (tétraméthyldiamidodiphénylméthane) donne une coloration bleue qui devient de plus en plus intense. Si, au lieu d'oxyder séparément l'alcool éthylique et l'alcool méthylique, on oxyde un mélange des deux alcools, il se forme des éthers divers, qui, traités par la diméthylaniline, produisent à chaud une coloration bleue très sensible.

Nous aurons l'occasion de revenir dans la suite sur l'application de ce procédé, ainsi que sur les détails opératoires, et nous nous contenterons pour l'instant d'en avoir exposé le principe.

Reste maintenant à caractériser l'acide salicylique.

L'*acide salicylique*, $OH—C^6H^4—COOH$ acide orthoxybenzoïque, phénolméthyloïque 1. 2. se sépare de sa solution dans l'eau bouillante en aiguilles longues et déliées. Par l'évaporation spontanée d'une solution alcoolique, il se dépose en prismes obliques à quatre pans, assez volumineux, d'une grande netteté. Il fond à 155-156° (HÜBNER).

Il est volatil avec la vapeur d'eau ; l'entraînement est même presque total si l'on fait passer un vif courant de vapeur d'eau dans une solution aqueuse faible et bouillante d'acide salicylique.

D'après ŒCHSNER DE CONINCK, l'acide salicylique commence à se volatiliser à 80-85°.

Il se sublime sans décomposition.

Cent parties d'eau à 0° en dissolvent 0 gr. 150; à 15° 0 gr. 225 et 7 gr. 925 à 100°.

Il est soluble dans l'alcool, l'éther, le chloroforme, le pétrole, la benzine et dans la glycérine.

— Il y a dégagement d'acide formique quand on chauffe un mélange d'acide salicylique, d'acide sulfurique et de bioxyde de manganèse.

— L'acide sulfurique, le bichromate de potasse et l'acide salicylique donnent également de l'acide formique et de l'acide carbonique.

— Chauffé avec un mélange d'acide sulfurique et d'alcool méthylique, l'acide salicylique dégage une odeur aromatique spéciale d'éther méthylsalicylique.

— A froid, l'acide nitrique concentré transforme l'acide salicylique en acide nitrosalicylique ; à chaud, l'acide azotique ordinaire produit le même effet.

Cette propriété a été utilisée de la façon suivante :

Si, à une trace d'acide salicylique on ajoute de l'acide azotique, de l'ammoniaque et du perchlorure de fer, il y a formation d'une belle coloration rouge par suite de la transformation en acide nitrosalicylique (1).

— L'acide nitrique fumant, ou un mélange d'acide nitrique et d'acide sulfurique, réagissant sur l'acide salicylique, produit de l'acide picrique et de l'acide carbonique.

Réaction utilisée par Rebello da Silva et Spica (2). —Si à une quantité même très faible d'acide salicylique on ajoute de l'acide azotique et de l'ammoniaque, il se forme une coloration jaune qui répond à la transformation en picrate d'ammoniaque.

— La solution aqueuse de l'acide salicylique et de ses sels devient violette par une addition d'un persel de fer, le perchlorure est préférable. La dessiccation du mélange fait disparaître la coloration, celle-ci réapparait au contact de l'eau.

La teinte violette du salicylate de fer est encore très nette avec des traces extrêmement faibles d'acide salicylique ; mais il ne faut pas oublier que cette réaction est empêchée par la présence des acides minéraux. On doit donc faire usage d'un perchlorure de fer aussi neutre que possible ; de plus, il faudra l'employer en solution très étendue, et n'en verser qu'une goutte ou deux dans l'essai, car une solution de perchlorure de fer contient toujours de l'acide chlorhydrique dissocié (3). Lorsqu'on a obtenu une coloration violette et que celle-ci n'est pas très intense, quelques gouttes de réactif ajoutées en excès ne tardent pas à la faire disparaître, d'où la nécessité de ne pas ajouter trop de perchlorure.

Cette propriété de l'acide salicylique est considérée dans tous les traités de chimie alimentaire comme absolument caractéristique, disons même que c'est la seule réaction qui y soit indiquée. Nous verrons cependant que deux autres

(1) D'après Rebello da Silva, prof. de chimie à l'Institut agronomique de Lisbonne : voir *Flückiger Reactionen*, p. 135.

(2) *Gazetta chimica Italiana*, t. XXV, I, 1895, p. 207.

(3) Villiers et Collin, *Altérations et Falsifications des substances alimentaires*, p. 114.

corps, le maltol et l'acide isopyrotritarique, donnent aussi une coloration violette avec le chlorure ferrique.

— Le salicylate de soude colore en beau vert d'herbe la solution de sulfate de cuivre ; l'acide salicylique se comporte de même (1). La couleur verte est même appréciable avec le sel sodique quand il est dissous dans 2.000 fois son poids d'eau.

L'addition d'une petite quantité d'alcool favorise l'apparition de la couleur verte. Les acides énergiques, par exemple l'acide acétique et l'acide sulfurique, font immédiatement disparaître la couleur verte et ramènent la couleur bleue du sulfate de cuivre. L'ammoniaque détruit également cette coloration verte. Il faut noter aussi que l'acide phénique, qui se colore en bleu au contact du sulfate de cuivre, prend la couleur verte si le liquide contient en même temps de l'acide salicylique.

— L'azotate d'argent précipite les solutions de salicylates alcalins, mais il ne précipite pas la solution aqueuse d'acide salicylique. L'acétate de plomb se comporte comme l'azotate d'argent.

— Si l'on fait bouillir une solution de ferricyanure de potassium avec une solution d'acide salicylique, le liquide se trouble, et il se dégage de l'acide cyanhydrique.

Cette réaction est très délicate, et l'acide cyanhydrique peut servir à caractériser l'acide salicylique.

— L'eau de brome, versée dans une solution aqueuse étendue d'acide salicylique, donne un précipité blanc jaunâtre insoluble de bromure de phénol tribromé.

— Si, dans une petite portion d'un liquide contenant de l'acide salicylique, on laisse tomber 4 à 5 gouttes d'acide acétique, 4 à 5 gouttes d'une solution de nitrite de potasse à $\frac{1}{10}$ et une goutte de sulfate de cuivre à $\frac{1}{10}$, il se forme une coloration rouge très nette (2).

(1) *Journ. de Pharm. et de Chim.*, I, p. 244. 1880.
(2) Réaction de Jorissen. — H. Abraham, *Ann. de Chim. analyt.*, 1898, p. 354.

— Lorsqu'on ajoute, à un liquide renfermant de l'acide salicylique libre ou combiné, d'abord un peu de nitrite de soude, puis de l'acide sulfurique dilué, et qu'on porte à l'ébullition, il se développe une coloration jaune, qui vire au brun puis au rouge.

Si l'on fait bouillir la liqueur, rendue alcaline avec de la potasse, et additionnée de zinc en poudre, le mélange se décolore, la liqueur décolorée, additionnée de quelques gouttes d'hypochlorite de soude, se colore en vert ; si l'on ajoute alors de l'acide sulfurique, on voit apparaitre une coloration rouge ; cette réaction serait sensible pour des liquides ne renfermant pas plus de 1 p. 2.000 à 1 p. 3.000 d'acide salicylique (1).

— L'acide salicylique, même à l'état de traces, donne une coloration rouge quand on le chauffe avec quelques gouttes de réactif de Millon.

Pour obtenir ce réactif, on dissout une partie de mercure en poids dans deux parties d'acide nitrique de densité 1.42, d'abord à froid, puis en élevant légèrement la température. Après dissolution totale du mercure, on ajoute à un volume de cette solution, deux volumes d'eau.

La réaction de Pleugge (2) est analogue à la précédente, et elle s'effectue en chauffant le produit avec quelques gouttes d'une solution de nitrate mercureux contenant des traces d'acide nitreux ; une coloration rouge se manifeste aussitôt en présence d'acide salicylique.

— Si l'on ajoute de l'eau oxygénée à une solution de salicylate de soude contenant de l'ammoniaque libre et du carbonate d'ammoniaque, on obtient une coloration qui peut varier du rose tendre ou fleur de pêcher au grenat foncé, suivant la proportion d'acide salicylique. L'auteur, M. Ridenour, a essayé

(1) M. Van Itallie, *Apotheker Zeit.*, 1899, p. 383, d'après *Ann. de Chim. analyt.*, 1899, p. 336.

(2) *Dragendorf-Ermittlung der Gifte*, p. 895, 317, 121.

cette réaction en employant une solution de salicylate de soude à 10 p. 100 et de l'eau oxygénée à deux volumes ou deux volumes et demi. Il a reconnu que la présence du carbonate d'ammoniaque est nécessaire à la réaction et que celle-ci est encore sensible lorsque l'acide salicylique se trouve dilué dans la proportion de 1 partie dans 2.000 parties d'eau ; mais il est essentiel que l'eau oxygénée ne soit pas d'un titre plus élevé que celui indiqué précédemment, car, si l'on obtient alors une coloration, celle-ci disparaît très rapidement (1).

(1) M. W.-E. Ridenour, *Amer. Journ. of Pharmacy*, 1899, p. 414, d'après *Ann. de Chim. analyt.*, 1900, p. 315.

CHAPITRE III

MALTOL ET ACIDE ISOPYROTRITARIQUE COMPOSÉS PRÉSENTANT, AU POINT DE VUE DE LEURS RÉACTIONS, QUELQUES POINTS COMMUNS AVEC L'ACIDE SALICYLIQUE

1° MALTOL

Le maltol a été découvert en 1894 par M. Brandt (1). L'auteur a remarqué que l'extrait aqueux des malts colorants pâles, dits caramels, donne, avec le perchlorure de fer, la coloration violette de l'acide salicylique. Il faut remarquer que, pour la préparation de ces malts, on emploie du malt vert qu'on torréfie légèrement dans des appareils spéciaux, et que dans ces conditions le malt renferme une proportion d'eau suffisante pour qu'au début de la torréfaction, la diastase puisse agir, et donner lieu à un commencement de saccharification.

L'auteur a reconnu que la réaction de l'acide salicylique est due à un corps cristallisable, fusible à 148°-150°, qu'on peut facilement obtenir par sublimation du produit obtenu en épuisant par l'éther un extrait aqueux de malt colorant. Il a réussi à en préparer une certaine quantité en condensant des vapeurs empyreumatiques qui se produisent dans la torréfaction du malt destiné à la préparation du café-malt, et traitant le produit obtenu, dont la quantité s'élève à deux ou trois litres par 100 kilogr. de malt.

(1) *Bericht. der deutsch. Chem. Gesellschaft*, t. XXVII, p. 806, 1894, d'après *Bull. Soc. Chim. de Paris*.

Ce liquide, coloré en jaune, renferme beaucoup d'acide acétique et du furfurol ; on l'épuise par l'éther, ou mieux par le chloroforme, et le produit de l'extraction, abandonné dans le vide, en présence de potasse caustique, fournit des lamelles brillantes ou de longues aiguilles qu'on lave à l'alcool et qu'on sublime.

Un litre de produit de condensation fournit 0 gr. 6 de ce corps environ.

C'est une substance inodore, soluble en toutes proportions dans l'eau chaude, le chloroforme, l'acide acétique ; peu soluble dans la benzine et l'eau froide, assez soluble dans l'alcool froid et l'éther, insoluble dans l'éther de pétrole. Elle fond à 159° et répond à la formule $C^6H^6O^3$. L'auteur lui donne le nom de maltol.

Le maltol présente les caractères d'un phénol. Il est soluble dans la soude ; l'acide carbonique le précipite de sa solution. Le carbonate de soude le dissout sans dégagement d'acide carbonique. Il réduit le nitrate d'argent ammoniacal à froid, la liqueur de Fehling à chaud, mais ne présente aucun autre caractère des aldéhydes ; il ne donne ni oxime, ni hydrazone. L'auteur explique sa formation par séparation de trois molécules d'eau dans la molécule de sucre ; il pense avoir affaire à un corps de la série du terpène ; et il lui attribue une constitution se rapprochant de celle du glucose.

Le maltol, qui a dû souvent être confondu avec l'acide salicylique dans la recherche de ce corps dans les bières, s'en distingue en ce qu'il ne donne aucune coloration avec le réactif de Millon, tandis que l'acide salicylique donne, comme on sait, une coloration rouge.

Depuis, le maltol a été également étudié par Kiliani et Bazlen (1), qui en ont préparé différents sels et un dérivé benzoïlé.

(1) *Bericht. der deutsch. Chem. Gesellschaft*, t. XXVII, p. 3115, 1894.

En 1898, M. H. Abraham, *loc. cit.*, a rappelé l'attention sur la présence du maltol dans les bières ; il a vérifié ce fait qu'en introduisant du malt torréfié et moulu dans un ballon et distillant dans un courant de vapeur d'eau, la liqueur distillée devient violette par addition de chlorure ferrique. Il conseille alors, pour distinguer l'acide salicylique du maltol, de recourir avec certitude à la réaction de Jorissen ; seul l'acide salicylique donnant dans cette réaction une coloration rouge.

Enfin, en 1901, M. Feuerstein (1) a rencontré une proportion assez notable de maltol dans les aiguilles de l'*Abies alba*, qui en renferment jusqu'à 0,5 % de leur poids.

2° ACIDE ISOPYROTRITARIQUE

M. L.-J. Simon (2) a remarqué que, dans la calcination de l'acide tartrique, en présence du bisulfate de potassium, il se produit, à côté de l'acide pyruvique et de l'acide pyrotartrique, un nouvel acide qu'il a pu isoler. Les cristaux purifiés par cristallisation dans l'alcool chaud fondent à 164° après avoir suinté vers 158° ; ils se resolidifient spontanément à 156°. Le nouveau composé se sublime facilement, sous l'action de la chaleur, en aiguilles parfaitement blanches et quelquefois en lamelles transparentes ; il se volatilise déjà sensiblement à l'étuve à 110°. Il cristallise dans l'alcool en petits prismes assez massifs ; dans l'eau bouillante il est assez soluble (environ 4 %) et par refroidissement il cristallise en fines aiguilles qui, séchées dans le voisinage de 100°, fondent également à 164°. Il est soluble dans l'éther qui l'enlève à sa solution aqueuse et l'abandonne par évaporation en cristaux très brillants et très réfringents.

(1) *Bericht. der deutsch. Chem. Gesellschaft*, t. XXXVI, p. 1804, 1901, d'après *Journ. de Pharm. et de Chim.* (6), t. XIV, p. 309.
(2) *Comptes rendus Ac. des Sc.*, 1900, t. II, p. 586 et 618.

Enfin il est également soluble dans l'acide acétique; ce qui permet de fixer sa grandeur moléculaire.

Ce corps est un acide faible, neutre à l'hélianthine, acide à la phtaléine et au tournesol.

L'auteur a pu préparer le sel de potassium dont la composition répondrait à la formule :

$$C^7H^7O^3K, 2\,H^2O$$

L'acide lui-même a une composition représentée par :

$$C^7H^8O^3$$

ainsi que cela résulte des mesures analytiques et cryoscopiques. L'acide n'est pas saturé, il fixe le brome à froid, son sel potassique également. Acide et sel réduisent le permanganate à froid, mais sont sans action sur la solution de Fehling, à chaud comme à froid. Le sel de potassium donne, avec l'azotate d'argent, un précipité gélatineux jaunâtre ; il se produit assez vite une réduction qui est instantanée si l'on chauffe. Avec l'acétate de plomb il se forme un précipité blanc et avec l'acétate de cuivre un précipité vert clair.

M. Simon propose de donner à cet acide isomère de l'acide pyrotritarique $C^7H^8O^3$ de Vislicenus et Stadnicki (1), mais distinct de celui-ci, le nom d'acide isopyrotritarique.

D'après l'auteur, cet acide possède une propriété tout à fait caractéristique que ne possède aucun des autres composés qui se forment dans la même réaction. En solution dans l'eau ou dans un solvant organique, il fournit avec les sels ferriques, en particulier avec le chlorure, une coloration violette extrêmement intense, rappelant par sa teinte celle du permanganate de potasse.

Cette réaction colorée a tous les caractères qui appartiennent

(1) *Jahresberichte*, p. 539 ; 1868 ; *Bull. Soc. Chim.*, t. X, p. 489.

à celle que produit dans les mêmes circonstances l'acide salicylique :

1° Elle est très stable ; elle n'est modifiée ni par le temps, ni par la chaleur ;

2° Elle disparaît par addition de quelques gouttes d'un acide concentré, mais reparaît par addition d'eau si l'on n'a pas exagéré la dose d'acide ;

3° Les alcalis étendus déterminent un virage vers le rouge orangé ; employés en excès, ils précipitent l'hydrate ferrique. Inversement, l'addition d'un acide étendu produit la dissolution de la rouille, puis le virage du rouge orangé au violet et enfin un excès d'acide produit la décoloration.

Ces variations de couleur sont dues à une combinaison ferrique que l'auteur a pu isoler à l'état cristallisé. Les cristaux rouge foncé obtenus avaient la composition d'un isopyrotritarate ferrique :

$$(C^7 H^7 O^3)^3 Fe, 2 H^2 O$$

Ce sel se dissout dans l'eau en lui communiquant une teinte rouge franc, et il constitue un indicateur très sensible pour l'acidimétrie.

Cette réaction pourrait faire confondre l'acide isopyrotritarique avec l'acide salicylique, mais tandis que le premier ne modifie pas la teinte de son sel ferrique, l'acide salicylique produit le virage au violet.

M. Simon a également remarqué que l'acide pyrotritarique ainsi que les acides du groupe du furfurane d'où il peut dériver ne se colorent pas sous l'action du perchlorure de fer. L'acide pyrotartrique ne donne pas non plus de coloration, mais le pyrotartrate diéthylique que l'on retire des résidus de distillation de l'acide tartrique se colore en violet foncé, ce qui est dû à de l'acide isopyrotritarique ou à son éther, venant souiller le pyrotartrate diéthylique.

Quant à l'acide pyruvique pur, il ne donne pas de coloration; mais si on le maintient quelque temps à l'ébullition au réfrigérant ascendant, et si l'on distille ensuite sous la pression ordinaire, les dernières portions qui passent à la distillation, alors que dans la cornue le résidu commence à se carboniser, donnent très nettement la coloration violette.

Bien que, d'après l'auteur, il paraisse prématuré d'attribuer à l'acide isopyrotritarique une constitution déterminée, les faits énoncés établissent avec l'acide salicylique une certaine analogie qui porte à le considérer comme un acide dihydrooxybenzoïque :

$$C^6\ H^4\ H^2\ (OH)\ CO^2\ H.$$

CHAPITRE IV

APPLICATION DES DONNÉES PRÉCÉDENTES A LA RECHERCHE DE DÉRIVÉS SALICYLIQUES DANS CERTAINS PRODUITS VÉGÉTAUX, OU ILS N'ONT JAMAIS ENCORE ÉTÉ SIGNALÉS

Jusqu'à ce jour, l'obtention d'une coloration violette par le perchlorure de fer dans la recherche de l'acide salicylique faite par les procédés ordinaires, a été considérée comme suffisamment caractéristique pour permettre de conclure à l'addition de l'antiseptique dans les produits analysés.

Cependant certains chimistes ont signalé que quelquefois, dans le cas de confitures de fraises, ou de mélanges contenant de l'extrait de réglisse, on peut obtenir, au lieu d'une coloraton nettement violette ne laissant aucun doute sur l'addition de l'acide salicylique, une teinte brun violacé, due à des tanins naturels particuliers, pouvant faire conclure à tort à la présence de cet antiseptique (1).

Et assez récemment HEFELMANN (2), dans une étude sur les sucs et sirops de fruits, constate ce fait : « qu'il arrive parfois que le liquide distillé donne très faiblement la réaction du chlorure ferrique, réaction due à une substance se séparant dans le cas des framboises sous forme d'une huile jaunâtre ;

(1) VILLIERS ET COLLIN. — *Falsifications et Altérations des substances alimentaires*, p. 1142.

(2) *Zeitsch. für offentl. Chemie*, 1897, III, p. 171, d'après *Ann. de Chim. analyt.*, 1898, p. 32.

mais il n'en existe que des traces dans ces fruits, 0 gr. 001 par kilogr. »

En somme, une légère incertitude apparaît ; cette incertitude nous a décidé à approfondir la question.

Nos recherches, afin de procéder méthodiquement, ont été faites en premier lieu sur les produits végétaux tels quels ; pour en faciliter l'exposé, nous suivrons en partie un ordre botanique.

FAMILLE DES ROSACÉES. — TRIBU DES FRAGARIÉES.

1° Fraises. — Les diverses sortes employées, et à maturité complète, ont été les suivantes, dont quelques-unes nous ont été fournies, et dont d'autres ont été achetées ou récoltées par nous-même pour plus de certitude :

a. Fraises des bois fournies par M. D.
b. Fraises des bois achetées.
c. Fraises dites des quatre-saisons achetées.
d. Fraises Paxton fournies par M. D.
e. Fraises récoltées par nous à Argenteuil.
f. Fraises Héricart récoltées par nous.
g. Fraises Héricart achetées.
h. Fraises Héricart fournies par M. D.
i. Fraises Jucunda fournies par M. D.
j. Fraises de Brest fournies par M. D.

1° De chacune de ces sortes, 250 gr. environ ont été triturés avec de l'eau. Après trois heures de contact, l'eau de macération acidulée par l'acide sulfurique dilué a été agitée dans une boule à décantation avec un mélange à parties égales d'éther et d'éther de pétrole. Le mélange éthéro-pétrolique décanté et lavé a abandonné par évaporation un résidu qui, traité par quelques gouttes de perchlorure de fer à $\frac{1}{1000}$, nous a fourni, pour les dix variétés de fraises, une coloration violette très nette.

2° Emploi de sirop de sucre au lieu d'eau et ébullition pendant une heure.

Résultat de la recherche de l'acide salicylique faite comme en 1° : coloration violette plus intense encore que précédemment, et pour les dix variétés de fraises.

3° Macération dans l'eau, addition de quelques gouttes d'acide sulfurique dilué et distillation en présence d'un vif courant de vapeur d'eau.

Résultat sur le produit distillé de la recherche de l'acide salicylique faite comme en 1° : coloration violette nette pour les dix variétés de fraises.

4° Macération dans l'eau, addition de potasse, ébullition au réfrigérant ascendant pendant une heure, addition d'acide sulfurique, puis distillation en présence d'un vif courant de vapeur d'eau.

Résultat sur le produit distillé de la recherche de l'acide salicylique faite comme en 1° : coloration violette nette pour les dix variétés de fraises.

5° Traitement par le chloroforme des résidus éthérés colorés en violet par le perchlorure de fer.

Produit des expériences 1 : coloration disparaissant presque complètement par agitation avec le chloroforme.

Produit des expériences 2 : coloration partiellement détruite par le chloroforme ; teinte affaiblie.

Produit des expériences 3 : coloration ne changeant pas.

Produit des expériences 4 : même résultat que pour le produit des expériences 3.

Ces essais montrent à l'évidence que toutes les fraises analysées contiennent une substance donnant la réaction de l'acide salicylique.

L'action du chloroforme sur les résidus des expériences 1 fait ressortir la nature du produit fournissant cette réaction, car la disparition de la couleur violette sous l'influence du chloroforme permet de supposer la présence d'éther méthylsalicylique. Les données fournies par les résidus des expériences 3 et 4 viennent étayer cette manière de voir, car la saponification par l'acide sulfurique ou la potasse fournit de l'acide salicylique dont la coloration violette avec le perchlorure de fer ne disparaît pas par agitation avec le chloroforme.

En collaboration avec notre maître M. Portes, nous avions déjà constaté ces faits, et nous les avions communiqués à la Société de Pharmacie (séance de juillet 1901), lorsque parurent dans le *Moniteur scientifique du Dr Quesneville*, août 1901, p. 429 et suiv., deux articles de M. H. Pellet :

Sur le dosage de l'acide salicylique par la méthode Pellet et de Grobert, sur une nouvelle méthode de recherche et de dosage de l'acide salicylique, et sur la présence de l'acide salicylique dans certains vins naturels.

Désirant contrôler nos affirmations par d'autres réactions encore que celles précédemment obtenues, et nous inspirant des articles ci-dessus, nous avons effectué les expériences suivantes :

4 kilogr. de fraises achetées aux Halles ont été soigneusement écrasées et délayées dans plusieurs litres d'eau. Le produit, acidulé nettement par de l'acide sulfurique dilué, a été mis en contact et agité avec un mélange à parties égales d'éther ordinaire et d'éther de pétrole. La liqueur éthéro-pétrolique, décantée, lavée, et évaporée à basse température, a fourni un résidu qui a été repris par une solution de potasse et soumis à l'ébullition pendant une heure au réfrigérant ascendant. Après refroidissement et acidulation par l'acide sulfurique, le liquide a été à nouveau agité avec un mélange d'éther ordinaire et d'éther de pétrole. L'éther décanté et lavé a été évaporé.

Nous avons alors repris le résidu par quelques centimètres

cubes de solution de potasse très diluée, mis le liquide dans un petit matras, acidulé par l'acide sulfurique dilué et distillé à l'aide d'un réfrigérant de Liebig, de telle sorte que le distillatum s'écoule goutte à goutte. A un moment donné, la concentration de la liqueur étant suffisante dans le matras, chaque goutte distillée nous a donné en tombant sur une goutte de perchlorure de fer à 1/1000, placée sur une plaque de porcelaine, une coloration violette très nette.

Nous avons alors divisé le distillatum dans six petites capsules en porcelaine, et exécuté les réactions que nous indiquons ci dessous, avec le résultat obtenu :

a) Coloration rouge par l'acide azotique, l'ammoniaque et le perchlorure de fer. (Rebello da Silva, voir page 18.)

b) Coloration jaune par l'acide sulfurique, l'acide azotique et l'ammoniaque. (Rebello da Silva et Spica, voir page 19.)

c) Coloration rouge avec l'acide acétique, le nitrite de potasse et le sulfate de cuivre. (Réaction de Jorissen, voir page 20.)

d) Avec l'eau de brome, très léger précipité. (Voir page 20.)

e) Coloration rose par le réactif de Millon. (Voir page 21.)

f) Pas de précipitation en présence du perchlorure de fer et carbonate de chaux. (Truchon et Martin-Claude, voir page 56.)

Nous avons vu que deux composés, le maltol et l'acide isopyrotritarique, présentaient avec l'acide salicylique quelques réactions communes pouvant prêter à confusion. Il ne peut être question ici de ces corps. L'un, le maltol, se trouve éliminé par les réactions de Millon et de Jorissen.

L'autre, l'acide isopyrotritarique, produit pyrogéné de l'acide tartrique, n'a pu se former étant donnée la façon dont nous avons opéré. Il faudrait admettre *a priori* son existence dans les végétaux, fait qui n'a jamais été signalé jusqu'à ce jour. Enfin nous verrons plus loin, au sujet d'expériences sur des fruits incomplètement mûrs, que sa présence n'est pas admissible.

Le composé ayant fourni les six réactions précédentes, auxquelles il faut ajouter la réaction du perchlorure sur le produit distillé, est donc bien de l'acide salicylique.

Entre temps, nous avions abandonné en macération 5 kilogr. de fraises achetées aux Halles, soigneusement écrasées et délayées dans de l'eau alcoolisée. Il nous a alors paru intéressant d'arriver à une séparation du tanin des fraises, et ceci dans le but d'apporter une nouvelle confirmation à ce fait qu'il est impossible d'attribuer au tanin la coloration violette obtenue avec le perchlorure de fer, dans la recherche de l'acide salicylique faite par les procédés ordinaires.

Pour cela 500 cc. de la macération hydro-alcoolique ont été additionnés d'une solution ammoniacale d'acétate de zinc employée en léger excès (voir procédé Pi pour le dosage du tanin dans les vins) (1). Après réduction au bain-marie à 100 cc., le produit a été filtré et nous avons fait les essais suivants sur le filtratum d'une part et sur le précipité, d'autre part.

Filtratum. — Le zinc en a été séparé par l'hydrogène sulfuré en liqueur acétique. Après filtration, le liquide, privé de l'excès d'hydrogène sulfuré à l'aide d'un vif courant d'air, a été acidulé par l'acide sulfurique et agité avec de l'éther.

L'éther décanté, lavé, évaporé, nous a fourni un résidu que nous avons dissous à une très douce chaleur dans 100 cc. d'eau

(1) *Analyse des Matières alimentaires*. Girard et Dupré, p. 136.

distillée. Après refroidissement, la solution filtrée a été acidulée par l'acide chlorhydrique et agitée avec de la benzine. La benzine décantée et agitée à son tour avec du perchlorure de fer à 1/1000 a coloré cette dernière solution en violet intense.

Il faut remarquer ici que la présence d'ammoniaque en excès au début du traitement a suffi pour saponifier l'éther méthylsalicylique contenu dans les liqueurs.

Précipité. — Après lavage à l'eau bouillante, le précipité délayé dans l'eau a été soumis au même traitement que précédemment pour enlever le zinc.

Le liquide filtré, débarrassé de l'hydrogène sulfuré, acidulé par l'acide sulfurique, a été agité avec un mélange à parties égales d'éther et d'éther de pétrole.

Le mélange éthéro-pétrolique décanté, lavé et évaporé, a fourni un résidu donnant avec quelques gouttes de perchlorure de fer à 1/1000 une coloration brun noir n'ayant rien de commun avec la coloration violette ci-dessus du filtratum.

Notons en passant que ce dernier essai vient à l'encontre des idées ordinairement admises : l'éther ordinaire et l'éther de pétrole sont loin de mettre complètement à l'abri de l'entrainement de certains tanins.

Nos recherches en étant là, et bien que les réactions précédemment énumérées soient concluantes, nous avons cherché à extraire et à faire cristalliser l'acide salicylique des fraises.

Nous y sommes arrivé par le moyen suivant :

Deux litres de macération hydro-alcoolique de fraises débarrassées du tanin par la gélatine ont été soumis à l'ébullition au réfrigérant ascendant en présence de soude. Le produit, distillé ensuite pour en chasser l'alcool, a été abandonné au refroidissement, puis acidulé nettement par l'acide sulfurique dilué et agité avec de la benzine. La benzine décantée et filtrée a coloré en violet une solution de perchlorure de fer. Cette dernière, débarrassée du fer par addition de soude, puis filtration, acidulée ensuite par l'acide sulfurique, a été agitée avec de l'éther. L'éther décanté et évaporé nous a donné un résidu qui a été repris par l'alcool absolu. La solution alcoolique filtrée et évaporée dans un verre de montre a abandonné des cristaux d'acide salicylique caractéristiques au microscope.

A titre d'indication, nous avons cherché à doser l'acide salicylique contenu dans une macération hydro-alcoolique de fraises Jucunda, correspondant à un poids déterminé de fruits. La méthode suivie a été celle de MM. Pellet et de Grobert. (Voir page 63.)

500 cc. de macération ont été concentrés au bain-marie en présence de soude, puis nous avons acidulé et opéré comme s'il s'agissait du dosage dans un vin, en agitant la masse avec de l'éther, évaporant l'éther rendu alcalin et traitant le résidu acidifié par de la benzine.

Un volume déterminé de benzine a pu colorer une solution étendue de perchlorure de fer, et la coloration, comparée au colorimètre avec celle d'une solution type, a indiqué la teneur de 1 milligr. environ d'acide salicylique par kilogramme de fraises examinées.

L'application de la nouvelle méthode de recherche et de dosage de M. Pellet (voir page 68) nous a fourni un contrôle de la quantité et surtout de la nature du produit contenu dans les fraises.

Suivant en cela ce que nous avons dit au sujet de la caractérisation même de traces de salicylate de méthyle, nous avons cherché la présence de l'alcool méthylique après saponification du produit signalé dans les fraises à maturité.

Deux kilogr. de fruits soigneusement écrasés ont été additionnés d'eau acidulée par l'acide sulfurique. Après contact de quelques heures, le produit a été filtré, en ayant soin d'exprimer le résidu. Nous avons alors agité le liquide obtenu, mis dans une boule à décantation, avec de l'éther de pétrole.

L'éther de pétrole lavé, décanté et évaporé complètement à basse température, a fourni un résidu qui, d'après nos prévisions, devait contenir le salicylate de méthyle. En effet, une petite portion de ce résidu était colorable en violet par le perchlorure de fer, et la coloration disparaissait par addition de chloroforme.

Dans le but de séparer l'alcool méthylique et de le caractériser, le produit fourni par l'évaporation de l'éther de pétrole a été repris par 100 cc. environ d'une solution faible de soude, et le liquide alcalin placé dans un petit matras muni d'un réfrigérant ascendant a été soumis à l'ébullition pendant une heure.

Après refroidissement, et afin de séparer l'alcool méthylique mis en liberté dans la saponification précédente, nous avons procédé à une rectification dans un appareil à boules relié à un réfrigérant descendant, et recueilli environ 80 cc. de distillatum.

La caractérisation de l'alcool méthylique par le procédé de M. Trillat étant très délicate, nous nous sommes conformé aussi exactement que possible au mode opératoire décrit par l'auteur (1) et par M. Robine (2).

Pour cela, les 80 cc. de liquide obtenus, amenés à 100 cc. par addition d'eau distillée, ont été placés dans un ballon de 300 cc. environ et additionnés de 5 gr. de bichromate de potasse et de 20 cc. d'acide sulfurique à 1/5. Après agitation, le mélange

(1) Trillat, Thèse, Paris, 1901, p. 78 et suiv.; *Ann. de Chim. analyt.*, 1898, p. 294, et 1899, p. 42.

(2) *Ann. de Chim. analyt.*, 1901, p. 127 et 171.

a été abandonné une heure, puis distillé en ayant soin de recueillir 50 cc. de liquide après avoir rejeté les deux premiers centimètres cubes passés à la distillation.

Les 50cc. de distillatum ont été versés dans un petit flacon de 60 cc., additionnés de 1 cc. de diméthylaniline pure, et le flacon hermétiquement bouché et ficelé a été abandonné 2 heures 1/2 sur le couvercle d'un bain-marie bouillant, en ayant soin d'agiter trois ou quatre fois le mélange.

Ceci fait, le liquide, rendu alcalin par addition de 2 cc. de solution de soude (à 200 gr. par litre), a été placé dans un ballon de 200 cc. à col court, et soumis à la distillation après avoir relié le ballon à un réfrigérant descendant, l'ébullition étant régularisée au moyen de quelques grains de pierre ponce.

Nous avons recueilli 25cc. et le contenu du ballon (ne présentant plus l'odeur de la diméthylaniline) a été acidifié par 2cc. d'acide acétique cristallisable, et amené à un volume de 50 cc. environ.

C'est sur ce dernier liquide, sensiblement incolore, qu'a été pratiqué l'essai de coloration, et en opérant sur la presque totalité du produit, étant donné la teneur très faible en alcool méthylique, de la solution initiale.

Pour cela, nous avons additionné notre liquide, acidifié par l'acide acétique, de huit à dix gouttes d'eau contenant en suspension du bioxyde de plomb (2 gr. de bioxyde de plomb pour 100 cc. d'eau environ) et porté à l'ébullition.

Nous avons pu voir alors se développer une coloration bleue, faible, mais nette, semblable à celle d'une solution étendue de liqueur de Fehling. Par refroidissement, la coloration s'est peu à peu atténuée, puis a disparu complètement, mais nous avons pu la faire réapparaître en soumettant de nouveau le liquide à l'ébullition.

Ces caractères permettent de conclure à la présence d'alcool méthylique, car les causes d'erreurs nous semblent avoir été soigneusement écartées, tant pour l'application du procédé de M. TRILLAT, que pour la séparation du salicylate de méthyle contenu dans les fruits examinés.

Jusqu'ici nous avons montré la présence, dans les fraises à maturité, d'un produit présentant les caractères du salicylate de méthyle; mais quelle est l'origine de ce produit?

Le fait suivant nous a fourni à ce sujet une indication. Nous nous trouvions alors à la fin de la saison des fraises, et les fruits mis à notre disposition étaient très peu parfumés et incomplètement mûrs.

Un kilogr. de ces fruits a été trituré dans de l'alcool à 95°, et après plusieurs jours de contact passé avec expression et filtré. La liqueur étant divisée en deux parties égales, nous avons alcalinisé la première partie, et l'alcool en a été chassé par distillation.

La deuxième partie a été soumise à l'ébullition, une demi-heure au réfrigérant ascendant en présence d'acide sulfurique dilué, puis, après refroidissement et alcalinisation avec de la soude diluée, nous avons distillé pour enlever l'alcool.

Ces opérations effectuées, les deux résidus acidulés par l'acide sulfurique dilué et étendus d'une même quantité d'eau ont été agités dans une boule à décantation avec le même volume d'un mélange à parties égales d'éther et d'éther de pétrole. Après lavage, décantation et évaporation à basse température des liqueurs éthéro-pétroliques, il a été versé dix centimètres cubes d'eau sur chacun des deux résidus, puis du perchlorure de fer dilué à 1/1000 jusqu'à maximum de coloration. En comparant au colorimètre, nous avons constaté que l'intensité de coloration du deuxième résidu était cinq fois plus forte que celle du premier.

Ces faits portent à croire qu'il existait dans les fruits examinés un glucoside partiellement dédoublé, glucoside qui a été hydrolysé dans la deuxième opération précédemment effectuée. Cette hypothèse se trouve étayée par le fait que des fraises complètement mûres traitées exactement comme ci-dessus ont donné deux colorations d'égale intensité.

Nous avons cherché à obtenir plus de certitude, car il est évident que seule l'obtention du glucoside pur et cristallisé peut permettre de tirer des conclusions précises.

Un kilogr. de fraises incomplètement mûres a été soumis à un traitement analogue à celui employé par M. Bourquelot, lors de ses recherches sur le *Monotropa hypopythis*. Les fruits projetés dans de l'alcool à 95° bouillant ont été laissés en macération plusieurs jours. La solution alcoolique, séparée par expression et filtration, a été distillée, puis le résidu évaporé en consistance sirupeuse.

Nous avons alors repris ce résidu par de l'alcool à 95° et ajouté de l'acétate neutre de plomb jusqu'à ce qu'il ne donne plus de précipité avec la liqueur. Après filtration, le liquide ayant été débarrassé du plomb par l'hydrogène sulfuré, nous avons fait passer, à l'aide d'une trompe, un vif courant d'air pour chasser l'excès d'hydrogène sulfuré susceptible, pendant les opérations suivantes, de s'oxyder et de fournir des traces d'acide sulfurique capables de décomposer le glucoside cherché.

Ceci fait, nous avons concentré notre liquide au bain-marie et repris le résidu par de l'alcool bouillant ; après refroidissement, l'addition d'éther a occasionné la séparation d'un produit jaunâtre, de consistance épaisse. En soumettant ce produit, dissous dans l'eau, à l'ébullition avec de l'acide sulfurique dilué, nous avons perçu une odeur agréable, mélange d'odeur de fraises et d'odeur herbacée, sans qu'il fût possible de distinguer plus spécialement celle du salicylate de méthyle cherché.

Après refroidissement, la liqueur a été agitée avec de l'éther et ce dernier décanté et évaporé. En laissant tomber sur le résidu quelques gouttes de perchlorure de fer dilué, il s'est formé une très légère coloration violacée, constituant la seule réaction un peu nette qu'il nous ait été possible d'obtenir.

Quant à la mise en liberté de sucre réducteur après hydrolyse, il eût été difficile et même impossible d'en effectuer la caractérisation, car la masse séparée par l'éther réduisait déjà nettement la liqueur de Fehling.

Peut-être pourrait-on, en opérant sur une grande quantité de fruits verts, sinon aboutir à un glucoside cristallisé, ce qui nous semble presque irréalisable, tout au moins en prouver la présence.

Nous avons été arrêté dans nos recherches par le manque de fruits, la saison des fraises étant passée depuis plusieurs mois ; nous devons donc remettre à l'été prochain la suite de nos expériences.

2° **Framboises**. — Les fruits dont nous nous sommes servi ont été achetés pour la plus grande partie ; nous avons cependant tenu à apporter un contrôle en refaisant les expériences sur des framboises dont la provenance présentait pour nous toutes les garanties voulues.

Il serait long et inutile de répéter au sujet des framboises ce qui a été dit plus haut sur les fraises. En effet, les mêmes résultats ont été obtenus et dans les mêmes conditions pour la caractérisation de l'acide salicylique et aussi pour la recherche de l'alcool méthylique.

Le dosage effectué comme pour les fraises a fourni un résultat semblable en indiquant une teneur voisine de 1 milligr. par kilogr. de framboises à maturité.

Quant à la recherche d'un glucoside, elle n'a pas été faite, les fruits que nous nous sommes procurés, de même que ceux que nous avions conservés dans l'alcool, ayant été recueillis à complète maturité.

3° **Mûres**. — Nous avons attaché moins d'importance aux expériences exécutées sur les mûres, la question présentant évidemment un intérêt beaucoup moindre que pour les fraises et les framboises.

Il était intéressant cependant, au point de vue scientifique, de faire le plus grand nombre possible d'essais dans la tribu des Fragariées, tel est le motif qui nous a décidé à rechercher l'acide salicylique dans les mûres.

Bien que la saison ait été avancée, il nous a été possible de récolter environ un kilogr. et demi de fruits.

Afin d'éviter les ennuis causés par la présence du tanin contenu en grande abondance dans les mûres, nous avons opéré en épuisant par l'éther les liqueurs distillées. L'éther évaporé, la réaction de perchlorure a été essayée sur le résidu.

Nous avons ainsi remarqué que les fruits écrasés, délayés dans l'eau, et soumis immédiatement à la distillation, n'accusaient pas la présence d'acide salicylique. Par contre, en ne distillant qu'après ébullition au réfrigérant ascendant des fruits délayés dans l'eau acidulée par l'acide sulfurique dilué, nous avons pu obtenir nettement la réaction violette du perchlorure de fer.

D'après l'intensité de la coloration produite, il est probable que dans les mûres la proportion d'acide salicylique est plus faible encore que dans les fraises et les framboises.

Tribu des Rosées

Cynorrhodons. — Nous avons exécuté sur les cynorrhodons les mêmes essais que sur les mûres ; les mêmes résultats ont été obtenus. Disons cependant qu'après hydrolyse la réaction violette avec le perchlorure de fer a été plus intense que dans le cas précédent.

Dans le cours de nos expériences sur les cynorrhodons, nous avons également remarqué que par l'ébullition des fruits écrasés dans de l'eau acidulée par l'acide sulfurique il se développait une odeur faible, mais agréable, et rappelant celle des fraises.

Des recherches faites en vue d'isoler un glucoside dans les cynorrhodons n'ont pas donné de résultat concluant; nous nous sommes heurté aux mêmes difficultés que pour les fraises, la proportion du produit salicylique étant au moins aussi faible que dans ces derniers fruits.

Tribu des Pirées.

Aucun résultat n'a été obtenu pour la recherche de l'acide salicylique dans les poires, pommes et coings; nous n'osons cependant être trop affirmatif, car nos expériences n'ont été exécutées que sur une ou deux espèces de chacun de ces fruits.

Ici se termine l'exposé de nos recherches dans la famille des Rosacées. Si l'ordre botanique a pu être utile et intéressant jusqu'à maintenant, il ne présente plus d'avantage pour les essais dont nous allons parler, ces essais ayant trait aux melons, aux tomates et à la racine de réglisse.

Pour les melons et tomates mêmes résultats négatifs, et mêmes réserves que pour les poires, pommes et coings.

Racine de réglisse.— Dans l'impossibilité d'avoir des racines fraiches, étant donnée l'époque, nous nous sommes contenté de la poudre de réglisse des pharmacies.

Néanmoins les résultats obtenus ont été très probants. Nous n'entrerons pas dans tous les détails d'expériences exposés déjà lors des fraises, et nous résumerons en disant que nous avons pu extraire de la racine de réglisse une très faible proportion d'un produit se colorant en violet par le perchlorure de fer. La coloration disparaissant à peu près complètement par agitation avec du chloroforme, nous avons exécuté, d'une part, la série des réactions indiquées pour la caractérisation de l'acide salicylique, d'autre part la recherche de l'alcool méthylique par le procédé de M. Trillat.

Dans tous les cas les résultats ont été nets et analogues à ceux obtenus avec les fraises. Il est donc permis, comme pour ces derniers fruits, de dire que la racine de réglisse contient des traces d'un produit présentant les caractères du salicylate de méthyle.

N'ayant pas de racines fraiches, nous n'avons pu songer à faire une recherche de glucoside.

Nous nous en sommes tenu dans nos expériences à la présence d'un composé salicylique à l'état de traces dans ces cinq produits végétaux : fraises, framboises, mûres, cynorrhodons, racine de réglisse, en insistant surtout pour les fraises, framboises et réglisse.

Comme on peut s'en rendre compte, la question est loin d'être terminée complètement au point de vue scientifique, mais tel n'a pas été notre but. Nous répétons que ce travail a été fait dans un sens particulier, ainsi que son titre l'indique. Non pas que nous nous soyons désintéressé de la partie scientifique, loin de là, mais nous nous sommes heurté à de nombreuses difficultés, déjà rencontrées par d'autres dans des cas analogues ; ces difficultés nous ont ramené dans le cadre primitivement tracé.

Il faut remarquer, en effet, dans le cas des fraises, par exemple, sur lequel nous avons d'abord dirigé tous nos efforts, que la quantité d'acide salicylique atteint environ un milligramme par kilogr. de fruits. Est-il possible, dans ces conditions, de séparer un glucoside générateur de la masse relativement considérable des produits qui l'accompagnent ?

Nous nous proposons cependant, comme nous l'avons déjà dit, de reprendre nos expériences lors de la saison des fruits. Nous avons l'espoir, à cette époque, d'apporter un éclaircissement au fait qui semble se dégager des résultats mentionnés ci-dessus, c'est qu'il existerait, dans les fraises, framboises, mûres, cynorrhodons, racine de réglisse, un glucoside très probablement analogue à celui qui a été signalé par M. Bourquelot, et après lui par M. Van Romburgh et M. Tailleur, glucoside que seuls MM. Schneegans et Gerock ont pu obtenir cristallisé en partant du *Betula lenta*.

Il est probable aussi que, dans le cas particulier des fraises et des framboises, ce glucoside se dédoublerait peu à peu pendant la maturation, et on arriverait ainsi dans les fruits mûrs à la mise en liberté du salicylate de méthyle, contribuant pour une certaine part au parfum agréable des fraises et des framboises.

Fait sans grande importance, mais qu'il est bon de signaler : dans la composition des essences artificielles de fraises et de framboises entre toujours du salicylate de méthyle.

CHAPITRE V

APPLICATION AUX MATIÈRES ALIMENTAIRES DES RECHERCHES MENTIONNÉES DANS LE CHAPITRE IV

Des différentes substances où nous avons découvert la présence normale d'un composé salicylique, deux surtout sont très employées dans l'alimentation, nous voulons parler des fraises et des framboises, qui, comme gelées, confitures, marmelades et liqueurs, font l'objet d'un commerce important ; le réglisse lui-même, sous forme d'extrait appelé communément Zan, se trouve chez tous les épiciers.

Pour les cynorrhodons, la question ne présente qu'un intérêt moindre et au seul point de vue pharmaceutique, la conserve de cynorrhodons entre autres. Nous ne nous occuperons pas des mûres, où il n'existe, d'après ce que nous avons vu, que des traces excessivement faibles du produit salicylique.

Avant d'aborder le point de vue pratique que nous venons d'entrevoir, il est presque indispensable de se demander si le composé présentant les caractères du salicylate de méthyle va se retrouver tel quel dans les confitures, par exemple, ou s'il ne va pas plutôt être modifié sous les influences multiples de la chaleur, des acides végétaux, du sirop de sucre, etc.

Les essais faits dans ce sens nous ont montré qu'au bout d'un temps variable, en général assez court, le salicylate de méthyle se saponifie.

Entre autres, citons comme preuve l'expérience suivante :

Une solution saturée dans l'eau de salicylate de méthyle a été additionnée de sirop de sucre, d'acide tartrique pour aciduler nettement la liqueur, et le tout a été soumis à l'ébullition au réfrigérant ascendant pendant une heure. Après refroidissement, la liqueur a été agitée avec le mélange éthéro-pétrolique et celui-ci décanté et évaporé à basse température.

Le résidu repris par 10cc. d'eau a été traité par le perchlorure de fer dilué jusqu'à maximum de coloration. La solution obtenue, placée dans une boule à décantation et agitée avec du chloroforme, a conservé une coloration violette, un peu moins intense, il est vrai, que primitivement.

Néanmoins, le fait est probant et les conditions de cet essai donnent une idée de ce qui doit se passer dans les confitures, surtout si l'on remarque que comparativement la durée de notre expérience a été relativement assez courte.

Ceci établi, il doit être possible de caractériser la présence d'acide salicylique dans les substances alimentaires mentionnées plus haut, c'est ce que nous avons fait.

Afin de multiplier les essais, nous avons opéré sur des confitures, gelées et marmelades de fraises et de framboises (achetées ou fabriquées par nous pour plus de certitude) et sur des bâtons d'extraits de réglisse achetés chez divers commerçants. Les mêmes expériences ont été exécutées aussi sur de la conserve de cynorrhodons.

De chacun de ces produits une quantité variable a été dissoute dans l'eau distillée acidulée par l'acide sulfurique dilué, et le tout étant porté à l'ébullition, nous y avons fait passer un vif courant de vapeur d'eau qui, après passage dans la masse, venait se condenser dans un réfrigérant de Liebig.

La liqueur distillée, acidulée par quelques gouttes d'acide sulfurique dilué, a été agitée avec un mélange à parties égales d'éther et d'éther de pétrole. L'éther décanté a été évaporé à basse température. Ce mode opératoire a été choisi de préférence à tout autre, comme mettant à l'abri des substances étrangères et en particulier du tanin.

En répétant les opérations lorsque cela était nécessaire, nous sommes arrivé à effectuer sur les résidus d'évaporation de l'éther les diverses caractérisations suivantes pour tous les produits cités :

1° Coloration violette avec le perchlorure de fer directement ;

2° Coloration violette avec le perchlorure de fer de la vapeur (PELLET, voir page 68) ;

3° Coloration rouge par l'acide azotique, l'ammoniaque et le perchlorure de fer (REBELLO DA SILVA, voir page 18) ;

4° Coloration jaune par l'acide sulfurique, l'acide azotique et l'ammoniaque (REBELLO DA SILVA et SPICA, voir page 19) ;

5° Réaction de JORISSEN (voir page 20) ;

6° Coloration rose par le réactif de MILLON (voir page 21).

Quant au dosage de l'acide salicylique, il a été effectué sur des confitures et gelées de fraises et de framboises (pur sucre et pur fruit) achetées ou fabriquées par nous ; la méthode employée a été celle de PELLET et DE GROBERT.

Dans tous les cas, la dose trouvée a été voisine de un milligr. par kilogr. de produit. Cette proportion est faible, mais suffisante cependant pour donner des réactions nettes. D'ailleurs, dans les dosages colorimétriques par la méthode PELLET et DE GROBERT et d'après les auteurs eux-mêmes, une dissolution contenant 0 milligr. 05 d'acide salicylique par 10 cc. est « très suffisante pour obtenir des colorations très visibles », ce que nous avons en effet constaté.

La question étant amenée à ce point prend une grande importance, et nous devons avouer que toute cette étude a eu pour point de départ un procès intenté au sujet de confitures de fraises prétendues falsifiées par addition d'acide salicylique, procès dans lequel nous avons été assigné comme contre-expert.

On sait, en effet, que l'addition d'acide salicylique a été considérée comme nuisible à la santé par une décision du Comité consultatif d'hygiène de France, et que cet avis a été suivi d'un arrêté ministériel, en date du 7 février 1881, interdisant l'usage de l'acide salicylique et de ses dérivés dans toutes les substances alimentaires (arrêté rendu exécutoire à Paris par une ordonnance de M. le Préfet de Police en date du 23 février 1881).

Il devient donc indispensable d'établir où commence la falsification et comment on pourra la déceler. Pour cela un examen des principales méthodes de recherche et de dosage de l'acide salicylique dans les matières alimentaires s'impose, car nous aurons alors en main tous les éléments permettant de discuter la question.

CHAPITRE VI

RECHERCHE DE L'ACIDE SALICYLIQUE DANS LES MATIÈRES ALIMENTAIRES

Il est presque inutile de faire remarquer que la plupart des procédés, bien qu'indiqués pour la recherche de l'antiseptique dans les vins, sont applicables aux autres produits alimentaires, les confitures par exemple, de même qu'à toute solution contenant de l'acide salicylique ou un de ses sels.

Malgré cela, si nous nous appesantissons un peu sur la recherche et le dosage de l'acide salicylique dans les vins, c'est avec intention et dans le but de signaler certains faits au sujet d'une discussion récente entre plusieurs chimistes.

Procédé Yvon. — Dans un tube à essai, on place 20 cc. de vin, on l'additionne d'un demi-centimètre cube d'acide chlorhydrique environ, et l'on agite ; cette addition a pour but de mettre en liberté l'acide salicylique dans le cas où l'on se serait servi de salicylate de soude ; on ajoute ensuite environ trois centimètres cubes d'éther sulfurique, et l'on renverse plusieurs fois le tube sans agiter violemment, de façon à ne pas émulsionner l'éther. Cela fait, on maintient le tube verticalement, l'éther dissout l'acide salicylique mis en liberté ; on décante avec une pipette et il ne reste plus qu'à caractériser l'acide salicylique.

La méthode la plus simple est la suivante : Dans un verre à pied on place une solution étendue de perchlorure de fer et l'on fait arriver à la surface la solution éthérée d'acide salicylique ; il se forme presque instantanément une bande violette au point de séparation des deux surfaces, et la coloration va en augmentant au fur et à mesure que l'éther, en s'évaporant, abandonne de l'acide salicylique. On peut ainsi accuser la présence de un millionième d'acide (1).

Procédé Weigert (1880) (2). — On agite vivement 10 à 20 cc. de vin avec 5 cc. d'alcool amylique. Une fois celui-ci séparé par le repos, on le décante et on le mélange avec un volume égal d'esprit de vin rectifié, puis on ajoute quelques gouttes d'une solution de perchlorure de fer à 1/200; il y a instantanément production d'une coloration d'un beau violet en présence de l'acide salicylique.

Portelle (1881) (3) précipite tout le tanin de 100 ou 200 cc. de vin au moyen de la gélatine, et évapore le tout à consistance sirupeuse. Il agite ensuite le résidu acidulé avec de l'éther, décante celui-ci, l'évapore et reprend par un peu d'eau.

Dans le cas d'acide salicylique, le perchlorure très dilué donne avec cette dernière solution la teinte violette caractéristique.

Malenfant (4) conseille l'emploi du chloroforme comme étant d'un maniement plus facile que l'éther.

Dans un flacon bouché à l'émeri, on mesure 50 cc. de vin et 20 cc. de chloroforme pur, on mélange modérément, de façon à ne pas émulsionner complètement le chloroforme, et on se sert d'un entonnoir à robinet pour soutirer après repos 10 cc. de chloroforme, qui sont introduits dans un tube à essai. On ajoute une goutte de perchlorure de fer officinal en solution, quelques centimètres cubes d'eau distillée, et on agite. Si le liquide soumis à l'analyse contient de l'acide salicylique, l'eau surnageant le chloroforme se colore en violet.

Procédé Blarez et Lys (1884) (5). — On prend le vin à

(1) *Journ. de Pharm. et de Chim.*, 1877, XXV, p. 393.
(2) D'après *Traité général de la Vigne et des Vins*, Viard, p. 837.
(3) Viard, *loc. cit.*, p. 837.
(4) *Journ. de Pharm. et de Chim.*, 1883, VIII, p. 106.
(5) *Bull. Soc. de ph. de Bordeaux*, t. 155, p. 110

essayer, on y ajoute une ou deux gouttes d'acide chlorhydrique et l'on agite avec de la benzine: on décante et on agite la benzine avec de l'eau renfermant du perchlorure de fer ; la coloration violette de cette eau révèle la présence de l'acide salicylique.

Ce procédé a été légèrement modifié par Blarez (*Encyclopédie médicale*), qui remplace le perchlorure dilué par quelques gouttes d'une solution d'alun de fer à 1 p. 100.

Procédé Curtmann (1886) (1). — On met dans un tube à essai environ 4 cc. de liquide (vin, bière) à examiner, on ajoute 2 cc. d'alcool méthylique pur, ou, faute de ce dernier, la même quantité d'alcool éthylique pur, puis avec précaution 2 cc. d'acide sulfurique pur. Après avoir mélangé le tout, on chauffe sur la lampe pendant environ deux minutes et on laisse reposer pendant huit à dix minutes. Après ce temps, on chauffe de nouveau jusqu'à l'ébullition. Si le mélange à examiner contient de l'acide salicylique, on perçoit alors distinctement l'odeur de l'essence de gaultheria. Dans le cas où il n'y aurait que des traces d'acide salicylique, on laisserait reposer et on chaufferait une troisième fois.

Bien qu'au contact de la bière et du vin il se forme d'autres éthers que le salicylate de méthyle, l'odeur de ce dernier est des plus caractéristiques et des plus faciles à reconnaître.

Procédé Rose (1887) (2). — On acidule le vin par l'acide sulfurique et on agite avec son volume d'un mélange à parties égales d'éther et d'essence de pétrole. On filtre la couche éthérée, on la réduit par la distillation à quelques centimètres cubes. Au résidu, on ajoute un peu d'eau bouillante et quelques gouttes d'une solution faible de perchlorure de fer, puis on filtre sur un filtre mouillé. Si le produit essayé contient de l'acide salicylique, le liquide filtré est coloré en violet ; ce procédé décèle 1/10 de milligr. par litre.

Quand la présence du tanin produit avec le fer la réaction connue, on réacidifie le liquide, on le traite de nouveau par le mélange éther-pétrole et l'on procède comme il vient d'être dit. Avec

(1) *Journ. de Pharm. et de Chim.*, XIV, p. 523.
(2) *Journ. de Pharm. et de Chim.*, XV, p. 39.

un vin très chargé de tanin, on peut reconnaître 2/10 de milligr. par litre.

Taffe, en 1887, montre que, par suite de l'hydratation de l'éther sulfurique en présence d'un liquide aqueux et, mieux encore, d'un liquide alcoolique comme le vin, l'emploi de l'éther sulfurique occasionne toujours un entraînement des matières étrangères et en particulier des divers tanins propres aux boissons fermentées. Il conseille dès lors d'utiliser dans la recherche de l'acide salicylique un mélange à volumes égaux d'éther éthylique et d'éther de pétrole (mélange de carbures saturés légers d = 0,650), mélange dont l'addition d'éther de pétrole a précipité, sous forme de brouillard, l'eau que pouvait contenir l'éther ordinaire et qui, en outre, devient incapable de s'hydrater à nouveau à dose nuisible, et d'autant moins qu'il est plus riche en hydrocarbures. D'après l'auteur, on obtient ainsi avec un liquide salicylé une réaction d'une grande netteté sans qu'il soit nécessaire de reprendre à nouveau le résidu de l'évaporation du mélange des éthers (1).

En 1888, **Walter H. Ince** (2) démontre dans un rapport qu'il a présenté à la « British Pharmaceutical Conférence » que, selon ses recherches, la méthode de Millon, tendant à découvrir la présence d'acide salicylique, est la meilleure et la plus sensible. La manière d'opérer consiste à ajouter au liquide chauffé, qu'on soupçonne contenir de l'acide salicylique, une solution à 10 pour 100 de nitrate de mercure dilué dans l'acide nitrique. Par la couleur rouge intense que le réactif communique au liquide, la présence de l'acide salicylique peut être démontrée avec certitude, même dans une proportion de 1 sur 800.000 à 1.000.000.

Le perchlorure de fer possède la même sensibilité, mais sa solution étant elle-même colorée et peu constante, la méthode de Millon est préférable.

La méthode officielle allemande de 1884 avait indiqué pour l'acide salicylique le chloroforme comme dissolvant et 100 cc.

(1) *Journ. de Pharm. et de Chim.*, 1887, XV, p. 162.

(2) *Journ. de Pharm. et de Chim.*, t. XIX, p. 26, 1889, d'après *Revue internationale des falsifications*, Amsterdam, septembre 1888.

de vin pour l'essai ; en 1896 (1), la commission a adopté le procédé suivant :

50 cc. de vin sont traités dans un entonnoir à robinet par 50 cc. d'un mélange à parties égales d'éther et d'éther de pétrole, et le tout est agité de manière que les deux liquides se mélangent suffisamment, mais sans former d'émulsion. La couche éthérée est soutirée avec soin, filtrée sur un filtre sec, le mélange éthéré est chassé au bain-marie et le résidu est traité par quelques gouttes d'une solution de chlorure ferrique. Une coloration rouge violacé indique la présence d'acide salicylique.

S'il se produit une coloration noire ou rouge-brun, le mélange est traité par une goutte d'acide chlorhydrique, repris par l'eau, épuisé par un mélange d'éther et d'éther de pétrole, et traité ensuite comme il a été dit plus haut.

Hefelman (2) recherche l'acide salicylique dans les sucs et sirops de fruits de la façon suivante :

On neutralise 100 cc. du produit et on distille en recueillant 75 cc. Le résidu est additionné de quelques fragments de pierre ponce et de 2 cc. d'acide sulfurique au quart ou d'acide phosphorique à 30 p. 100; on recueille par distillation 10 cc. qui donnent la réaction du perchlorure de fer, même pour une teneur de 0 milligr. 5 d'acide salicylique par 100 cc.

Dans les cas douteux, on ajoute au résidu 10 cc. d'eau et on distille ensuite à plusieurs reprises ; les liquides distillés sont réunis et épuisés par l'éther en employant la méthode ordinaire.

Cornette, en 1898 (3), ayant remarqué que la formation de l'hydroxyde de fer gélatineux, au sein d'un liquide coloré, produit un filtrat incolore et limpide, et qu'il a la propriété de

(1) *Monit. scientif. du Dr* Quesneville, 1896, p. 889.

(2) *Ann. de Chim. analyt.*, 1898, p. 32, d'après *Zeitsch. für offentl. Chemie* 1897, III, p. 171.

(3) *Ann. de Chim. analyt.*, 1898, p. 243, d'après *Annal. de Pharm. de Louvain*, janvier-février 1898, p. 1 et 62.

résorber avec facilité les émulsions, en a étudié l'application à l'analyse dans un travail très détaillé.

Dans le cas particulier de la recherche de l'acide salicylique dans la bière, il conseille le mode opératoire suivant :

On agite dans un ballon 100 cc. de bière avec un peu de carbonate de magnésie et 10 cc. de perchlorure de fer au cinquième ; après repos, on filtre. Le filtrat, acidifié par l'acide chlorhydrique, est épuisé deux fois par l'éther, les solutions éthérées sont lavées, évaporées, et le résidu repris par 10 cc. d'eau. Après filtration, on ajoute une goutte de chlorure ferrique et on observe en présence de l'acide salicylique la coloration violette caractéristique.

D'après **Abraham** (1), la réaction de l'acide salicylique sur le perchlorure de fer perd de sa netteté lorsqu'on opère en présence du tanin. Pour rechercher l'acide salicylique dans le vin, par exemple, le tanin masquant la coloration violette, l'auteur conseille d'opérer de la façon suivante :

On épuise 200 cc. de vin par un mélange d'éther et d'éther de pétrole. Le résidu de l'évaporation est repris par 15 cc. d'eau distillée et 5 cc. d'acide phosphorique sirupeux. Cette solution est introduite dans un ballon à distillation terminé par un réfrigérant de Liebig. On distille les 3/4 du volume contenu dans le ballon. Dans ces conditions, l'acide salicylique passe en partie à la distillation. On le recherche alors dans le distillat au moyen du chlorure ferrique, de l'eau bromée, et par la réaction de Jorissen. Cette méthode permet de retrouver 0 gr. 08 d'acide salicylique par litre en présence de 10 p. 100 de tanin.

En 1899 (2), **Zanardi** apporte une modification à la méthode habituelle de recherche de l'acide salicylique, la présence des

(1) *Ann. de Chim. analyt.*, 1898, p. 254. *Journal de Pharm. de Liège*, juin 1898, p. 173.
(2) *Ann. de Chim. analyt.*, 1900, d'après *Ann. Soc. chim.*, Milan, 1899, p. 134.

acides gallique et tannique dans un liquide ne permettant pas de déceler d'une façon indiscutable la présence simultanée de l'antiseptique.

100 cc. de vin, préalablement acidulés par quelques gouttes d'acide sulfurique, sont agités avec 50 cc. d'un mélange à parties égales d'éther et d'éther de pétrole ; on agite modérément à plusieurs reprises, en évitant d'émulsionner le liquide ; on décante, on répète le traitement deux ou trois fois, en employant chaque fois 50 cc. de dissolvant ; les liquides éthérés sont alors évaporés à siccité au bain-marie ; le résidu est repris par 25 cc. d'eau, additionné de quelques centimètres cubes de solution d'azotate d'argent ammoniacal ; l'acide gallique, le tanin et les autres substances analogues sont oxydés lentement à froid, plus rapidement à chaud, avec formation d'un précipité brun d'oxyde d'argent et d'argent réduit ; le liquide prend une coloration rose ou rouge-brun ; l'acide salicylique n'est pas attaqué ; le liquide étant alors acidulé par l'acide sulfurique et traité par le mélange d'éther et d'éther de pétrole, le dissolvant entraîne l'acide salicylique, qu'on reconnaît par la coloration violette qu'il communique à la solution de perchlorure de fer.

Enfin, en 1901 (1), Truchon et Martin-Claude appellent l'attention sur ce fait que parmi les différents tanins donnant une coloration à l'aide du perchlorure de fer après épuisement, soit par l'éther, soit par le mélange d'éther et d'éther de pétrole, celui contenu dans le jus de fraises prête le plus à la confusion.

Ils conseillent, pour éviter cette cause d'erreur, le procédé suivant :

A 100 cc. de liquide (sirop, confiture, jus de fruits étendu de son volume d'eau) on ajoute 2 cc. environ de perchlorure de fer concentré, et on rend le mélange homogène par agitation, puis on verse dans le liquide en agitant constamment environ 10 gr. de carbonate de chaux ; on laisse déposer et on filtre : le filtrat passe

(1) *Journ. de Pharm. et de Chim.*, 1901, XIII, p. 173

le plus souvent incolore, on l'épuise par l'éther, et après évaporation du dissolvant, on essaie la réaction du perchlorure de fer dilué.

Par ce procédé, le jus de fraise ne donne aucune réaction colorée; le même jus additionné d'une petite quantité (0.1 pour 1.000) d'acide salicylique donne une forte coloration violette.

Sans entrer dans trop de détails, il est nécessaire de faire un choix entre les procédés ci-dessus indiqués.

Il ne faut pas oublier d'abord qu'un procédé de recherche doit être simple et aussi rapide que possible, c'est pourquoi nous mettrons immédiatement de côté les méthodes utilisant la distillation. Ces méthodes donnent cependant d'excellents résultats, mais elles sont d'une exécution lente, on les réservera pour les cas douteux.

Afin d'éviter dans les recherches l'entraînement des matières étrangères venant masquer la réaction finale, deux grandes façons d'opérer se trouvent maintenant en présence : d'une part, l'emploi de dissolvants spéciaux : mélange d'éther et d'éther de pétrole, benzine, chloroforme, etc.; d'autre part, la défécation préalable des liqueurs jointe au besoin à l'emploi de dissolvants spéciaux.

Bien que l'agitation directe des liqueurs acidulées avec le mélange d'éther et d'éther de pétrole ou avec la benzine soit très employée, il est préférable à notre avis, surtout dans le cas des confitures, d'opérer sur des liquides déféqués.

Non seulement on évite ainsi la présence du tanin, mais encore la viscosité des liqueurs étant diminuée, il n'y a pas à craindre d'émulsion avec les dissolvants.

Jusqu'ici les meilleurs résultats semblent avoir été fournis par la formation d'hydroxyde de fer gélatineux au sein des liquides colorés, méthode étudiée, ainsi que nous l'avons vu par Cornette et appliquée d'une façon spéciale par Truchon et Martin-Claude à la recherche de l'acide salicylique dans les confitures, jus de fruits, etc.

Au sujet du mode opératoire indiqué par TRUCHON et MARTIN-CLAUDE, nous avons signalé il y a quelques mois une omission des auteurs (1).

Si, en effet, on applique leur procédé à la recherche de l'acide salicylique dans le jus de fraises (même en opérant sur 200 cc. de jus pur), le résidu éthéré définitif ne donne aucune coloration en présence du perchlorure de fer dilué ; il y a donc contradiction avec ce que nous avons dit.

Mais l'expérience suivante, plus significative encore, donne la cause de cette anomalie : si à une solution étendue (0.1 pour 1000) d'acide salicylique on ajoute 2 cc. de perchlorure de fer concentré et 10 gr. de carbonate de chaux, on obtient un mélange qui, rendu homogène, abandonné au repos, puis filtré, laisse passer une liqueur neutre. En agitant alors, comme l'indiquent les auteurs, cette liqueur neutre avec de l'éther, l'acide salicylique existant dans la solution à l'état de sel ne peut pas passer dans le dissolvant. Il est donc indispensable, avant agitation, d'aciduler le liquide déféqué pour mettre l'acide salicylique en liberté ; c'est ce qu'avait dit CORNETTE.

En opérant ainsi, la méthode a donné des résultats satisfaisants dans nos expériences sur les jus de fruits et les confitures.

Nous croyons cependant pouvoir conseiller un procédé de recherche un peu différent. Ce procédé que nous avons imaginé permet d'arriver à une défécation suffisante des liqueurs, et, point important sur lequel nous insistons, la quantité de produit mise en expérience est telle que la fraude peut facilement être décelée, sans que l'acide salicylique normalement contenu dans les fraises et les framboises, par exemple, puisse influencer les résultats. Autrement dit, une dose voisine de un

(1) L. PORTES et A. DESMOULIÈRE. *Journ. de Pharm. et de Chim.*, 1901, t. XIV, p. 342.

milligr. d'acide salicylique par kilogr. de matière à examiner ne donne pas de réaction sensible.

Nous arrivons à la défécation des liquides par l'emploi de chaux éteinte et perchlorure de fer. La chaux éteinte a été substituée au carbonate employé dans le procédé Truchon et Martin-Claude, entre autres pour les raisons suivantes :

La quantité de chaux employée est de beaucoup inférieure à celle du carbonate (10 gr. dans le procédé Truchon et Martin-Claude), ce qui évite un précipité trop volumineux, et par là même facilite la filtration.

La chaux introduite dans une solution de confitures, par exemple, sature immédiatement les acides organiques, l'acide pectique, entre autres, et le précipite ; d'autre part, il en reste en solution une quantité faible, mais suffisante pour amener une alcalinité notable de la liqueur, alcalinité telle que l'addition de perchlorure de fer occasionne instantanément dans toute la masse la formation d'un précipité d'oxyde de fer gélatineux

Le carbonate de chaux ou même le carbonate de magnésie ne présentent pas ces derniers avantages, étant donné d'abord que ce sont des sels, et ensuite qu'ils sont à peu près insolubles dans l'eau.

Exposons maintenant notre façon d'opérer :

Prendre 30 gr. de confitures et les dissoudre en chauffant vers 60-70° dans 100 cc. d'eau distillée. Si l'on a affaire à des confitures contenant des fruits entiers ou des débris de fruits, passer sur une toile fine. Ajouter à la dissolution 2 gr. 50 de chaux récemment éteinte, agiter, puis verser en remuant 2 cc. de perchlorure de fer officinal. Laisser reposer cinq minutes. Filtrer sur un filtre à plis et laisser égoutter le précipité. Aciduler nettement le filtratum à l'aide d'acide chlorhydrique dilué (l'acide sulfurique ne doit pas être employé, car il donnerait un précipité gênant de sulfate de chaux).

Agiter, pendant une minute ou deux, dans une boule à décantation la liqueur acidulée avec 50 cc. d'un mélange à parties égales d'éther et d'éther de pétrole. Si, par hasard, il se produisait une légère émulsion, quelques gouttes d'alcool la feraient disparaître. Après repos, faire écouler la solution aqueuse et verser la solution éthérée dans une capsule en porcelaine. Les gouttelettes d'eau entraînées s'attachent au fond de la capsule, de sorte qu'on peut éviter la filtration de l'éther en le décantant doucement dans une seconde capsule.

Ajouter au liquide éthéré 5 cc. d'eau environ et évaporer à la température ordinaire, ou sur de l'eau à 60-70°, si l'on veut aller plus rapidement. L'éther étant complètement chassé, laisser tomber dans la capsule deux ou trois gouttes de solution de perchlorure officinal à $\frac{1}{1000}$.

Si les confitures examinées contiennent de l'acide salicylique ajouté, on obtient aussitôt une coloration violette intense, et on doit procéder à un dosage. Dans le cas où il n'y a pas de réaction nette, on peut en toute certitude conclure à l'absence de falsification par l'antiseptique cherché.

Le procédé que nous venons d'exposer est très rapide et il est applicable sans modifications aux sirops et jus de fruits.

Si, dans ce mode opératoire, un milligr. environ d'acide salicylique n'est pas décelé, cela provient, comme nous l'avons dit, de la faible quantité de produit mise en expérience (30 gr. de confitures, jus de fruits, etc.). A cela il faut ajouter les pertes occasionnées par l'acide salicylique restant dans le précipité et dans la solution aqueuse, et occasionnées aussi par la petite portion mécaniquement entraînée pendant l'évaporation de l'éther.

Pour la recherche dans les bâtons d'extrait de réglisse vendus communément sous le nom de Zan, dissoudre en chauffant légèrement 2 gr. environ du produit dans 100 cc. d'eau, et continuer comme précédemment.

Parmi les nombreux essais que nous avons faits au sujet du

procédé ci-dessus, nous indiquerons le suivant qui montre la sensibilité de la méthode et prouve qu'on doit opérer sur peu de matière dans les recherches d'acide salicylique.

200 cc. de jus de framboises ont été traités par 5 gr. de chaux éteinte et 4 cc. de perchlorure de fer officinal. Après repos et filtration, la liqueur acidulée a été agitée avec le mélange éthéro-pétrolique, et ce dernier évaporé.

La même opération a été faite de la même façon sur 200 cc. de jus de framboises additionné de 0 gr. 001 milligr. par litre d'acide salicylique (0 gr. 0002 pour les 200 cc. mis en expérience).

En versant sur les deux résidus la même quantité de perchlorure de fer dilué, nous avons pu constater une coloration violette dans les deux cas et sensiblement double comme intensité dans le second.

Disons, avant d'aborder l'examen des procédés de dosage, que la méthode de défécation à la chaux et perchlorure de fer peut avantageusement être employée pour la recherche de l'acide salicylique dans le vin, la bière, etc. ; d'ailleurs nous aurons l'occasion d'y revenir dans la suite.

CHAPITRE VII

DOSAGE DE L'ACIDE SALICYLIQUE DANS LES MATIÈRES ALIMENTAIRES

Procédé Rémont (1). — Le dosage doit s'effectuer, dans le cas du cidre et de la bière, sur les liquides débarrassés d'acide carbonique par le chauffage à 58 ou 60°, tandis que pour le vin il est utile d'en chasser l'alcool en le concentrant d'un tiers de son volume. Cette concentration ne doit pas s'opérer à l'ébullition, mais vers 70-80°, afin d'éviter l'entraînement de l'acide salicylique par la vapeur d'eau.

Le liquide refroidi est traité en trois fois par son volume d'éther lavé à l'eau. Ce traitement s'effectue très bien dans une allonge à robinet tubulée, l'agitation ne doit pas être trop forte afin d'éviter l'émulsion de l'éther qui ne se séparerait plus. Chaque traitement à l'éther est suivi d'une décantation ; le dissolvant est reçu dans une fiole à fond plat où on le distille au bain-marie jusqu'à départ de presque tout l'éther. Le résidu de la distillation est introduit dans un vase taré à large ouverture et abandonné à l'air ainsi que l'éther ayant servi au lavage de la fiole.

On pèse le résidu pâteux de l'évaporation, et on le traite en trois fois par un volume de chloroforme lavé à l'eau, qui serait suffisant pour dissoudre cet extrait s'il était formé entièrement d'acide salicylique. Sachant que 1 cc. de chloroforme dissout 0 gr. 022 d'acide salicylique, si l'on a, par exemple, 0 gr. 05 d'extrait éthéré on le traite par 5 cc. de chloroforme qui peuvent dissoudre 5 fois 0 gr. 022, soit 0 gr. 110 d'acide salicylique.

La solution chloroformique évaporée à l'air donne, lorsqu'on a

(1) *Journ. de Pharm. et de Chim.*, 1881, IV, p. 34.

affaire à un liquide renfermant seulement 0 gr. 025 d'acide salicylique par litre, des cristaux effilés qui tapissent les parois du vase et qu'on ne rencontre jamais dans le cas de liquides alcooliques non salicylés.

L'extrait chloroformique est traité à plusieurs reprises par l'eau jusqu'à ce que la réaction du liquide de lavage ne soit plus acide, puis on complète un volume de 100 cc. — C'est cette dissolution dont on examine la coloration en présence du perchlorure de fer dilué, comparativement avec une solution aqueuse de 0 gr. 200 d'acide salicylique par litre qu'il est indispensable de préparer au moment où l'on fait l'essai.

5 cc. des deux liqueurs, par exemple, sont versés dans des tubes gradués de même diamètre et traités par le même nombre de gouttes de la solution de perchlorure de fer ; suivant que la coloration de titre inconnu sera plus ou moins foncée que celle du liquide titré, on ajoutera de l'eau dans l'un ou l'autre des tubes jusqu'à ce qu'on ait une coloration égale dans les deux cas. On jugera d'après la dilution de la quantité d'acide dans le produit analysé.

Il est bon de faire l'essai deux ou trois fois en faisant varier le nombre de gouttes de perchlorure de fer afin d'avoir un chiffre aussi exact que possible.

Procédé Pellet et de Grobert (1).

1° On prépare une série de huit tubes à essai, de 0 m. 20 à 0 m. 22 de hauteur, et de 0 m. 015 à 0 m. 018 de diamètre, dans lesquels on met successivement 1 cc. ; 0 cc. 75 ; 0 cc. 5 ; 0 cc. 4 ; 0. cc. 3 ; 0 cc. 2 ; 0 cc. 1 ; 0 cc. 05 d'une solution d'acide salicylique à 1 gramme par litre.

2° On complète le volume de 10 cc. avec de l'eau distillée.

3° On ajoute trois gouttes de perchlorure de fer très étendu (1005 à 1010 de densité) pour le premier tube ; deux gouttes pour le deuxième et le troisième, pour les autres, une goutte suffit. Pour le dernier même, on n'a qu'à toucher légèrement la paroi intérieure du tube avec l'extrémité de la pipette effilée contenant le perchlorure de fer.

(1) *Journ. de Pharm. et de Chim.*, 1881, IV p. 369. — *Comptes rendus de l'Acad. des Sc.*, 93, 278.

Un excès de ce sel de fer modifie considérablement la teinte produite.

4° On prend ensuite 100 cc. de vin, par exemple, auxquels on ajoute 100 cc. d'éther et cinq gouttes d'acide sulfurique à 30° B. pour déplacer l'acide salicylique de ses combinaisons, malgré l'acidité. Agiter, laisser reposer, décanter l'éther surnageant, soit avec une pipette, soit à l'aide d'un petit appareil à poire en caoutchouc, ce qui évite l'absorption de vapeurs d'éther. Si la séparation des deux couches n'est pas nette, ajouter un peu d'alcool.

On renouvelle ainsi encore deux fois l'opération du traitement.

5° L'éther décanté est distillé rapidement au bain-marie.

6° Le résidu est transvasé dans une capsule de porcelaine de 0 m. 06 à 0 m. 08 de diamètre. On lave le ballon avec quelques centimètres cubes d'éther, et l'on met le tout quelques instants au-dessus d'une étuve (35° à 50°), pour chasser la plus grande partie de l'éther.

7° Ajouter au maximum 1 cc. 5 d'une solution de soude caustique dont 10 cc. = 0 gr. 4 NaO. Cette quantité est capable de saturer environ 0 gr. 2 d'acide salicylique ; soit 2 gr. par litre de la substance à analyser, quantité qui n'est pas utilisée ordinairement. Si le résidu, malgré cette addition de soude, est encore acide, c'est surtout à l'acide acétique qu'est due cette acidité. Par l'évaporation à sec au bain-marie, cet excès d'acide est éliminé, et l'acide salicylique est retenu à l'état de salicylate, car l'acide salicylique déplace l'acide acétique de ses combinaisons.

D'un autre côté, il est inutile de saturer une plus grande quantité d'acide acétique qui, du reste, ultérieurement, nuirait à la netteté de la coloration violette.

Il est bien entendu que, si l'acidité du résidu est faible, on ne met que deux, trois ou quatre gouttes de soude caustique.

8° Le résidu de cette deuxième opération à sec est additionné de cinq gouttes d'acide sulfurique à 30° B. ; puis l'on verse 20 cc. de benzine.

9° On fait passer le tout dans un tube à essai : on agite et l'on filtre la benzine.

10° Prendre 10 cc. de benzine filtrée et les placer dans un tube à essai, de même dimension que ceux qui renferment les colorations types.

11° Ajouter 10 cc. d'eau distillée et une ou deux gouttes de perchlorure étendu ; agiter à plusieurs reprises. Tout l'acide salicylique, s'il y en a, passe dans la partie inférieure du liquide et y détermine la coloration violette.

On compare la teinte obtenue avec l'un des tubes témoins : si elle est exactement celle de l'un des tubes, le calcul est simple. Admettons que la coloration corresponde au tube 4 dont 10 cc. = 0 gr. 0004 d'acide salicylique. On a donc également 0 gr. 0004 d'acide salicylique dans les 10 cc. de liquide provenant des 10 cc. de benzine, soit 0 gr. 0008 pour les 20 cc. de benzine ou pour 100 cc. de vin. Par litre, on aurait donc 0 gr. 008 d'acide salicylique.

Si la coloration est intermédiaire entre le 1 et le 2, par exemple, on étend d'eau distillée jusqu'à ce que l'on obtienne exactement la coloration du 2 : on note le volume ajouté ; le calcul est encore très simple.

En ajoutant des quantités diverses d'acide salicylique à des vins, les auteurs ont remarqué qu'on ne retrouvait que 93 p. 100 par suite des pertes inévitables. Le résultat doit donc être divisé par 0,93. Pour éviter cette opération, on n'a qu'à remplacer la solution normale d'acide salicylique à 1 gr. par une autre à 0 gr. 93, ce qui tiendra compte des pertes.

Le dernier tube coloré de la série permet de reconnaître et de doser 0 gr. 005 par kilogramme de matière ou $\frac{5}{1000000}$ avec une exactitude suffisante.

Procédé Rémont pour le dosage rapide de l'acide salicylique dans les boissons (1). L'auteur a constaté qu'en faisant le type avec de l'eau on n'obtenait pas le même résultat que si ce type était fait avec une boisson analogue à celle essayée et exempte d'acide salicylique. Le procédé rapide indiqué par RÉMONT est le suivant :

Avec une boisson analogue à celle que l'on veut essayer, on fait un type contenant 0 gr. 15 d'acide salicylique par litre. On agite 50 cc. de ce type avec 50 cc. d'éther, on laisse reposer, on prélève

(1) *Journ. de Pharm. et de Chim.*, 1882, VI, p. 464, et *Comptes Rendus*, 1882, octobre 30.

25 cc. d'éther, et on évapore au-dessous du point d'ébullition en présence de 10 cc. d'eau dans une capsule à fond plat. L'éther parti, la solution est versée dans une éprouvette et complétée à 25 cc. ; c'est l'étalon.

D'autre part, on mesure 10 cc. de vin et 10 cc. d'éther, on agite, prélève 5 cc. d'éther que l'on évapore sur 1 cc. d'eau, puis on complète 5 cc., après disparition du dissolvant, en versant le liquide et les eaux de lavage dans un tube gradué de 30 cc., ayant 15 mm. de diamètre ; dans un tube semblable on verse 5 cc. de la liqueur étalon.

On verse goutte à goutte une solution de perchlorure de fer (10 gr. par litre) tant que la coloration augmente ; l'excès est nuisible, 3 ou 4 gouttes suffisent. On étend d'eau le liquide le plus foncé, jusqu'à ce qu'on arrive à une intensité égale dans les deux cas, et on conclut, par le rapport des volumes, au rapport des poids d'acide salicylique.

Ce procédé s'applique sans modification aux jus de fruits et aux sirops.

Procédé Ch. Girard (1). — On prend 100 cc. de vin ou le résidu de leur évaporation dans le vide, on acidifie par quelques gouttes d'acide chlorhydrique, on épuise à trois reprises, en agitant chaque fois avec 50 cc. d'éther parfaitement pur (pour éviter l'émulsion qui se produit quelquefois, il suffit d'ajouter quelques gouttes d'alcool). Après avoir décanté avec soin, on réunit les solutions éthérées et on les abandonne à l'évaporation spontanée, à l'abri des vapeurs acides.

Le résidu de cette évaporation contient tout l'acide salicylique, encore mélangé de quelques matières étrangères. On chauffe à 80-100° pour chasser les traces d'acides volatils (acide acétique) pendant une heure, puis on reprend la matière sèche par 150 cc. de benzine parfaitement neutre qui ne dissout que l'acide salicylique, on laisse en contact vingt-quatre heures, on décante avec soin et on lave le résidu avec 50 cc. de benzine.

200 cc. de benzine suffisent pour tout dissoudre, et on ajoute de l'alcool absolu pour compléter un volume de 500 cc., puis on titre directement avec une solution de soude titrée en opérant sur un

(1) *Documents sur les falsifications*, pour 1882, p. 112.

volume connu de ce mélange. (Le poids moléculaire de l'acide salicylique est égal à 138.) — Lorsque l'addition de la liqueur titrée précipite la benzine, on ajoute de l'alcool par petites portions.

Ce procédé de dosage de l'acide salicylique est applicable aux vins, bières, cidres, poirés, liqueurs, sirops ; on peut l'employer également pour les confitures, les conserves, les viandes, etc.

Procédé Blarez et Lys (1). — On prend 20 cc. de vin, on ajoute quelques gouttes d'acide chlorhydrique et 20 cc. de benzine cristallisable, on agite et on décante.

La benzine est traitée par une solution de sulfate double de sesquioxyde de fer et de potasse. On examine la teinte violette au colorimètre, au moyen d'une lame de verre violet dont on a déterminé la valeur directement par des dosages faits avec des solutions titrées d'acide salicylique en salicylate ferrique.

Procédé Elion (2). — On agite le liquide examiné, additionné d'un peu d'acide sulfurique, avec deux ou trois volumes d'éther ; on sépare l'éther et on l'agite avec un peu d'eau alcalinisée par un peu de potasse caustique ; la solution aqueuse, qui contient l'acide salicylique à l'état de sel de potasse, est séparée de l'éther, puis acidulée légèrement par l'acide sulfurique et additionnée d'un excès d'eau de brome. On élimine l'excès de ce dernier après y avoir ajouté un peu d'iodure de potassium et d'empois d'amidon, avec une solution de sulfite de soude que l'on verse goutte à goutte jusqu'à décoloration, puis on distille le tout dans un courant de vapeur d'eau, jusqu'à ce qu'il ne passe plus de tribromo-phénol. On enlève ce dernier au liquide distillé, par une agitation avec de l'éther ; enfin la solution éthérée est séparée et évaporée dans une capsule, le résidu est séché sur l'acide sulfurique et pesé. Une partie de tribromo-phénol correspond à 0,417 d'acide salicylique.

Procédé Pellet et de Grobert légèrement modifié par Baudrimont (3). — 1° On prépare une solution aqueuse d'acide

(1) 1884, d'après Viard, *Traité général de la Vigne et des vins*, p. 841.

(2) *Revue internationale des falsifications*, 1892, 1893, p. 137, d'après Villiers et Collin, *Falsifications et altérations des substances alimentaires*, p. 1142.

(3) *Dictionnaire des altérations et falsifications des substances alimentaires*, 1895, p. 253.

salicylique à 1 gr. par litre, qu'on colore préalablement par l'addition de la quantité de perchlorure de fer nécessaire pour produire le maximum de coloration violette. Cela fait, on prend dix tubes à essais, égaux en longueur (0m.20) et en diamètre (0m.015), dans lesquels on met successivement, en allant du premier au dernier, 0cc.1; 0cc.2; 0cc.3; 0cc.4; 0cc.5; 0cc.6; 0cc.7; 0cc.8; 0cc.9 et enfin 1cc. de la liqueur salicylée violette; ce qui représente en poids depuis 0 gr. 0001 jusqu'à 0 gr. 001 d'acide salicylique. On complète dans chaque tube ainsi préparé le volume de 10 cc. avec de l'eau distillée. On a ainsi une gamme de liquides colorés présentant dix échelons ou dix tons différents.

2° On agite ensuite 200 cc. de la boisson qu'on veut examiner (vin, bière, etc.) avec 200 cc. d'éther et 10 gouttes d'acide sulfurique à 30° Baumé. Après agitation et repos, on décante la moitié de l'éther, soit 100 cc., avec une pipette, et on l'évapore presque à siccité, entre 35 et 50°. On sature assez exactement le résidu au moyen d'une solution très légère de soude caustique; on évapore à siccité, et le nouveau résidu qui en résulte est agité avec 5 gouttes d'acide sulfurique à 30° B. et 20 cc. de benzine. On filtre la benzine de façon à recueillir 10 cc. dans un tube à essai de même calibre que ceux de la gamme colorée; elle renferme en dissolution l'acide salicylique de 50 cc. de boisson. On lui ajoute encore 10 cc. d'eau distillée avec 1 ou 2 gouttes de perchlorure de fer très étendu ($d = 1010$). On agite à plusieurs reprises : alors, le salicylate de fer formé colore l'eau en violet. On compare la teinte obtenue à celle d'intensité égale de l'un des tubes témoins; lorsqu'on a trouvé celle-ci, on sait de suite combien le quart de 200 cc. de boisson, c'est-à-dire 50 cc. contiennent d'acide salicylique. Est-ce au sixième tube que la teinte est égale, puisqu'il renferme 0 gr. 0006 d'acide salicylique, c'est que la même dose existait dans les 50 cc. de boisson salicylée.

Procédé Pellet. — Ce procédé est basé sur la volatilisation de l'acide salicylique.

Si l'on fait bouillir une solution acide contenant 6 à 7 centigr. d'acide salicylique par litre, la vapeur contient de l'acide salicylique. Il suffit de la condenser sur un agitateur froid pour obtenir une goutte donnant la coloration violette avec le perchlorure de fer, en opérant par touche sur une plaque de porcelaine. Lorsque le liquide renferme moins de 7 centigr. d'acide salicylique par litre, la coloration n'est pas visible, mais, en concentrant, on arrive à constater qu'à un moment donné la vapeur condensée fournit la réaction caractéristique. A ce moment, le liquide concentré correspond à une richesse de 6 à 7 centigr. d'acide salicylique par litre.

Pour connaître la proportion d'acide salicylique que contient un liquide, il suffit donc de savoir le degré de concentration. Si l'on a dû évaporer 20 cc. de liquide à 6 cc. pour obtenir la réaction de la vapeur, c'est que dans les 6 cc. il y a la valeur de 0 gr. 0006 ou 0 gr. 0007 d'acide salicylique par 10 cc., soit dans les 6 cc. environ 0 gr. 0004. Cette proportion étant celle que contiennent 20 cc. de liquide, la quantité contenue dans un litre sera :

0 gr. 0004 × 50, soit 0 gr. 02.

Pour obtenir facilement la réaction, on frotte la plaque de porcelaine avec un linge légèrement gras. De cette façon, les gouttes de perchlorure de fer étendu qu'on y dépose ne s'étalent pas. Il faut chercher à faire des gouttes de très petite dimension, afin de ne pas trop diluer la goutte de liquide à examiner. Si la substance renferme une dose d'acide salicylique dépassant 6 centigr. par litre, on procède alors à une dilution.

Evidemment ces liqueurs doivent toujours être acidifiées avant l'ébullition.

Lorsqu'on opère directement sur les vins, la réaction n'est pas très nette, par suite de la présence d'acides volatils. Il vaut mieux extraire l'acide salicylique par l'éther, évaporer ce dernier, reprendre par la benzine et examiner la vapeur qui se dégage en faisant bouillir un volume connu de benzine avec 20 cc. d'eau, par exemple.

L'auteur a pu ainsi doser avec une certaine approximation 0 gr. 1 d'acide salicylique par hectolitre (1).

Le choix est facile à faire entre les diverses méthodes de dosage que nous venons d'exposer.

Un seul procédé a réellement fait ses preuves et est généra-

(1) *Ann. de Chim. analytique*, 1901, p. 364.

lement employé, c'est celui de Pellet et de Grobert, tel qu'il a été indiqué par les auteurs ou mieux, avec la très légère modification de Baudrimont.

Dès lors, nous ne dirons que peu de chose des autres procédés.

Celui de Rémont (page 62) donne en général des résultats satisfaisants.

Celui de Girard est inexact à cause de la volatilisation d'une grande partie de l'acide salicylique, pouvant correspondre, d'après Pellet, à une perte de 89 0/0 de l'acide ajouté. Rémont a également confirmé la perte de l'acide salicylique par l'évaporation en liqueur acide. On peut ajouter encore que le dosage acidimétrique devient presque impossible dans le cas de faibles quantités d'acide salicylique.

Le procédé pondéral d'Elion n'est exact évidemment qu'en présence de quantités notables d'acide salicylique.

Quant au dernier procédé de Pellet, et d'après l'auteur lui-même, il ne présente pas d'avantage avec la méthode ordinaire de Pellet et de Grobert dans laquelle, après les mêmes traitements, on a de suite l'acide salicylique par comparaison colorimétrique. C'est plutôt une méthode de recherche et de caractérisation, l'auteur ne croyant pas que jusqu'ici on connaisse d'autre substance ayant ces deux propriétés, « la volatilisation de l'ébullition et la réaction du perchlorure de fer ».

Peut-être serait-il permis de faire remarquer que le maltol et l'acide isopyrotritarique possèdent aussi la propriété de se volatiliser en solutions bouillantes, et de donner la réaction du perchlorure de fer. Mais le maltol n'a été rencontré que dans les bières ; quant à l'acide isopyrotritarique, on ne l'a jamais signalé dans les végétaux.

En somme, nous restons en présence de la méthode Pellet et de Grobert. On l'appliquera très facilement au dosage dans les confitures en faisant une dissolution de ces produits et opérant sur un volume connu. Il sera tenu compte de la dilution dans les calculs.

Il n'est pas sans intérêt, au point de vue du dosage de traces d'acide salicylique, de citer les recherches effectuées récemment par Pellet (1).

« Nous avons constaté, dit l'auteur, que, sans aucune modification principale, le procédé Pellet et de Grobert pouvait être conservé pour doser des quantités d'acide salicylique variant seulement de 25 à 50 milligrammes par hectolitre de vin. Pour obtenir ce résultat, il suffit de prendre plus de matière, par exemple 300 ou 500 cc. et d'arriver à obtenir tout l'acide salicylique extrait dans un volume de benzine de 25 ou de 50 cc., de prélever le maximum de benzine et de produire la coloration en n'ajoutant qu'un volume d'eau de 10 cc., de telle sorte que la plus grande partie de l'acide salicylique se retrouve dans ces 10 cc.

« Admettons un vin renfermant 40 milligr. d'acide salicylique par hectolitre, cela correspond à une dose de 0,4 milligr. par litre. Supposons qu'on ait pris 500 cc. de vin, on a donc 0,2 milligr. d'acide salicylique passés dans 50 cc. de benzine.

« Si l'on prend 25 cc. de benzine, cela correspond à 0,1 milligr. d'acide salicylique. En ajoutant 5 cc. d'eau ou même 10 cc., avec les 25 cc. de benzine et en versant deux ou trois gouttes de perchlorure de fer très étendu, après agitation, on obtient la coloration violette très nette, qui permet aussi de procéder au dosage d'après l'examen colorimétrique. Seulement, le dosage n'est pas absolument aussi précis que dans le cas où la proportion d'acide salicylique atteint quelques grammes par hectolitre de liquide. Voici pourquoi. Quel que soit le volume d'éther employé au préalable pour l'extraction de l'acide salicylique du vin et les précautions prises pour éviter les pertes de l'acide durant l'évaporation de l'éther en présence d'un peu de soude, avant la reprise par la benzine, l'extraction n'est pas complète et on perd facilement 10, 20 et 30 0/0 de l'acide salicylique.

« Mais on peut parvenir à un résultat absolument exact, si cela est indispensable, en opérant par comparaison.

(1) *Moniteur scientifique du Dr Quesneville*, août 1901, p. 492.

« Il suffit, une fois le dosage exécuté sur le vin, de salicyler un vin type avec une dose d'acide représentant une fois et demie plus, par exemple, que la proportion dosée ; de répéter tout le traitement dans les mêmes conditions et de voir ainsi la proportion retrouvée. Admettons que sur 0,40 milligr. d'acide salicylique ajouté par litre, on ne retrouve que 0,28 milligr., soit les 70-100 de la dose ajoutée, on tient compte de ce résultat pour calculer la proportion exacte d'acide salicylique renfermée dans le vin analysé en premier....

« Nous sommes même arrivé à pouvoir doser 10 milligrammes par hectolitre, soit 0,1 milligr. d'acide salicylique par litre de vin. Pour cela nous avons simplement concentré le vin en présence d'une quantité d'alcali suffisante pour rendre le liquide alcalin, et avec un litre on a évaporé jusqu'à 100 cc. Puis sur le produit concentré, on a opéré exactement comme s'il s'agissait de vin ordinaire, en traitant la masse par 200 ou 300 cc. d'éther au besoin (après acidification du liquide), évaporation de l'éther rendu alcalin et traitement du résidu acidifié avec 50 cc. de benzine. Prélèvement de 25 cc. de benzine pour produire la coloration avec 10 cc. d'eau. Dans ces conditions, on observe très nettement la coloration violacée, puisque tout l'acide salicylique se retrouve dans 50 cc. de benzine et qu'on opère sur la moitié, c'est-à-dire qu'on a une dissolution contenant 0,05 milligr. d'acide salicylique par 10 cc. ou la valeur de 5 milligrammes par litre, ce qui est très suffisant pour obtenir des colorations très visibles.

« Il ne reste plus qu'à faire un essai comparatif pour savoir la proportion d'acide retrouvé, ayant mis une dose connue d'acide salicylique dans un vin exempt de cette substance. Les essais exécutés dans ce sens nous ont permis, en effet, de pouvoir doser une quantité d'acide salicylique correspondant à 0,010 environ par hectolitre, ce qui fait $\frac{1}{10\,000\,000}$. »

En terminant cette question des dosages de l'acide salicylique par la colorimétrie, nous insisterons sur l'emploi de solutions types toujours récentes. FREUSE a démontré en effet (1) que l'acide salicylique en solution très étendue est détruit

(1) *Journ. de Pharm. et de Chim.*, 1886, XIV, p. 567.

assez rapidement par des moisissures se présentant sous la forme de nuages analogues à ceux qui se produisent dans les solutions d'acide tartrique.

CHAPITRE VIII

SUR LA PRÉSENCE DE L'ACIDE SALICYLIQUE DANS LES VINS NATURELS

En 1900 (1), M. Ferreira da Silva, professeur de chimie à Porto et directeur du laboratoire municipal de la même ville, a signalé, dans une note des plus intéressantes, une cause d'erreur lors de la recherche de l'acide salicylique dans les vins portugais.

Plusieurs vins de cette provenance avaient été déclarés salicylés aux douanes du Brésil, du fait même que l'analyse y accusait des traces d'acide salicylique. M. Ferreira, intrigué par l'emploi d'antiseptique à si faibles doses, manifestement insuffisantes d'ailleurs pour conserver les vins, tenta diverses expériences sur quelques vins portugais : sur les vins dits « veris » de Minho (de Basto, de Monsao, etc.), et sur quelques échantillons préparés dans cette ville même, à l'égard desquels, d'après l'auteur, il ne pouvait s'élever le moindre doute au sujet de l'origine.

Il obtint ainsi avec divers échantillons traités par la méthode Pellet et de Grobert, soit une légère couleur rose, soit une couleur violet-rouge qu'un analyste non prévenu pouvait prendre comme indice de traces d'acide salicylique.

Or, dans la réunion des chimistes allemands à Erlangen, les

(1) *Bull. Soc. chim.* t. XXIII, octobre, 1900, et *Comptes rendus de l'Ac. des sciences*, 13 août 1900.

16 et 17 mai 1890, M. le professeur Dr L. Medicus avait déjà trouvé un fait exactement semblable pour quelques vins de cépages autrichiens et allemands, et suivant des expériences directes, il avait attribué aux rafles des grappes le principe analogue à l'acide salicylique.

Plus récemment encore, M. Cardoso Pereira (1), en dehors des essais de M. Ferreira da Silva, vint confirmer les résultats précédents.

Actuellement, d'après M. Pellet, les recherches sont assez avancées pour qu'il soit permis, grâce aux travaux de plusieurs chimistes, et tout spécialement à ceux de M. Ferreira, de dire que cette substance particulière n'est autre que de l'acide salicylique.

En présence de ces résultats, il nous vint immédiatement à l'esprit un rapprochement entre cette présence normale d'acide salicylique dans les vins, et les faits que nous avons exposés daus ce travail.

Il eût été intéressant pour nous de pouvoir exécuter des essais sur certaines variétés de raisins, et tout particulièrement sur les *Fragola* (variété *d'Isabella*), d'un goût corsé et dont le parfum a quelque chose, paraît-il, du salicylate de méthyle.

La saison étant trop avancée, nous avons dû renoncer à diriger nos recherches de ce côté ; néanmoins nous avons pu faire un certain nombre d'expériences qui viennent confirmer et étendre les intéressants travaux de M. Ferreira.

1° *Raisiné*. — Dans certaines contrées du midi de la France, on se sert de raisiné à la place de sucre pour édulcorer la bouillie de maïs, naturellement un peu fade, qui, jadis tout au moins, était utilisée comme nourriture hivernale par les gens de la campagne.

(1) *Bull. Soc. Chim.*, 3e série, t. XXV, p. 476, 1901.

Nous nous sommes procuré un échantillon de ce raisiné, *rasimat*, qui est obtenu en faisant évaporer le moût de raisin jusqu'à consistance de sirop très épais. Ne pouvant songer, avec la faible quantité qui avait été mise à notre disposition, à exécuter de nombreuses réactions, nous nous sommes contenté de l'essai suivant :

700 gr. environ de raisiné (correspondant à deux ou trois litres environ de vin) dilués à l'aide d'eau distillée acidulée par l'acide sulfurique, ont été portés à l'ébullition et soumis à un courant de vapeur d'eau. Après son passage dans la masse, la vapeur d'eau venait se condenser dans un réfrigérant. Le distillatum a été soigneusement recueilli et après acidulation traité par la méthode habituelle (éther et éther de pétrole) de recherche de l'acide salicylique. Le résidu laissé par l'évaporation de l'éther à la température ordinaire nous a fourni, en présence du perchlorure de fer dilué, une coloration violacée faible, mais nette.

2° *Vin de Navarre.* — Un litre de vin placé dans un ballon de deux litres a été acidulé nettement par l'acide sulfurique. Le liquide porté à l'ébullition a été soumis comme précédemment à un vif courant de vapeur d'eau. Après son passage dans la masse, la vapeur d'eau venait se condenser dans un réfrigérant. Il a été recueilli un litre de distillatum, qui, après acidulation, a été agité avec le mélange éthéro-pétrolique. Le résidu laissé par évaporation de ce dernier a fourni en présence du perchlorure de fer dilué une coloration violette très nette.

D'autre part, le dosage a été exécuté sur un litre du même vin de Navarre. La méthode employée a été celle de Pellet et de Grobert ; elle a indiqué une teneur de 0 gr. 0006 d'acide salicylique par litre de vin.

3° *Vin de Jacquez nouveau.* — La recherche de l'acide salicylique a été exécutée comme pour le vin de Navarre, le même résultat a été obtenu. Quant au dosage, il a indiqué une teneur de 0 gr. 0008 d'acide salicylique par litre de vin.

4° *Vin de l'Aude nouveau.* — La recherche a été exécutée sur un litre de ce vin, et en suivant le mode opératoire indiqué pour le vin de Navarre.

Le résidu d'évaporation du mélange éthéré a donné en présence du perchlorure de fer dilué une coloration violette nette, mais d'intensité plus faible que dans les deux cas précédents.

D'après tout ce qui vient d'être dit sur l'acide salicylique dans les vins naturels, il faut admettre que sa présence est beaucoup plus commune qu'on ne l'avait supposé primitivement. Nous sommes d'ailleurs persuadé qu'à ce point de vue la question sera rapidement élucidée.

Il devient aussi indispensable pour les chimistes de savoir à quelles doses maxima on peut rencontrer cet acide salicylique normal.

Jusqu'ici les colorations obtenues avec les vins purs ont indiqué des teneurs variant de 0 gr. 0008 à 0 gr. 001 par litre. Ces doses sont voisines de celles que nous avons trouvées aussi dans les fraises et les framboises.

Précédemment nous avons passé en revue les diverses méthodes conseillées pour la recherche et le dosage de l'acide salicylique ; tout ce qui a été dit s'applique aux vins. Pour le volume du produit à utiliser dans les recherches, M. Ferreira, d'accord en cela avec le professeur Medicus, conseille l'emploi de 50 cc. seulement de vin, volume indiqué dans la méthode officielle allemande. D'après M. Ferreira, la sensibilité du procédé étant supérieure à $\frac{1}{400\,000}$, on pourra ainsi reconnaître parfaitement 5 milligr. d'acide salicylique par litre.

La méthode allemande nécessitant souvent une reprise du résidu éthéré, par suite d'entraînement de tanin, nous avons fait un certain nombre d'essais, dans le but d'appliquer ici notre procédé. Ces essais ont parfaitement réussi, la méthode est rapide : après défécation, les liqueurs sont complètement incolores, et rien ne vient influencer les résultats.

Le mode opératoire, peu différent de celui donné pour les confitures, est le suivant :

Prendre 50 cc. de vin, y ajouter 50 cc. d'eau, puis 2 gr. 50 de chaux récemment éteinte. Agiter et verser 2 cc. de perchlorure officinal. Après cinq minutes de contact, filtrer sur un filtre à plis, laisser égoutter le précipité. — Agiter vivement dans une boule à décantation, la liqueur acidulée par l'acide chlorhydrique, avec 50 cc. de mélange à parties égales d'éther et d'éther de pétrole. — Aucune émulsion n'est à craindre.

Après repos, verser l'éther dans une première capsule et le décanter dans une seconde, pour séparer les gouttelettes d'eau entraînées et adhérentes aux parois de la première capsule. Évaporer le mélange éthéro-pétrolique en présence de 5 cc. d'eau, soit à la température ordinaire, soit sur de l'eau à 60-70°. — Après disparition de l'éther, laisser tomber dans la capsule deux ou trois gouttes de perchlorure de fer à $\frac{2}{1000}$. La présence d'acide salicylique se manifestera par une coloration violette ; un dosage sera alors nécessaire. Si aucune coloration nette ne se produit, on pourra conclure en toute certitude à l'absence de l'antiseptique.

Sans insister davantage, nous ferons remarquer que ce procédé de recherche est applicable aux bières, cidres, poirés, etc., en n'oubliant pas toutefois que pour les bières la réaction du perchlorure de fer devra être contrôlée par les réactions de Millon et de Jorissen.

CHAPITRE IX

SUR L'INTERPRÉTATION DES RÉSULTATS FOURNIS PAR LA RECHERCHE ET LE DOSAGE DE L'ACIDE SALICYLIQUE DANS LES MATIÈRES ALIMENTAIRES

Nous pouvons maintenant, et d'une manière générale, poser en principe que la présence dans un produit alimentaire d'acide salicylique à la dose de 1 à 2 milligr. par kilogr. de produit ne permet pas de conclure à une falsification.

Il n'était pas inutile de soulever cette question, car pour ne donner que deux exemples déjà cités :

Des vins portugais renfermant de 0 gr. 0008 à 0 gr. 001 d'acide salicylique ont été, il y a peu de temps, déclarés salicylés aux douanes du Brésil.

Très récemment, à Paris, un échantillon de confitures de fraises a été incriminé parce qu'on y accusait la présence de traces d'acide salicylique après recherches effectuées par les procédés ordinaires.

Or, des doses de 1 à 2 milligr. d'acide salicylique sont aussi incapables de nuire à la santé que d'exercer une action antiseptique appréciable. Pour cette dernière raison, une addition de quantités si minimes n'aurait pas sa raison d'être.

Nous venons de voir que les vins peuvent normalement renfermer de 0 gr. 0008 à 0 gr. 001 d'acide salicylique par litre, que des doses voisines de 0 gr. 001 par kilogr. se trouvent normalement aussi dans les confitures, gelées ou marmelades de fraises et de framboises, que l'extrait de réglisse en renferme également ; il devient donc indispensable de n'agir qu'avec prudence.

Nous rappellerons que dans le procédé de recherche que nous avons adopté, des doses inférieures à 2 milligr. ne sont pas indiquées. Lorsque la recherche de l'antiseptique aura donné une réaction nette, il sera bon de compléter par un dosage le résultat de l'essai qualitatif.

Il ne faut pas oublier qu'autrefois, lorsque le salicylage se pratiquait, on n'ajoutait pas dans les vins moins de 3 à 8 gr. d'acide salicylique par hectolitre, ce qui fait de 0 gr.03 à 0 gr. 08 par litre, et pour les confitures les doses employées n'étaient guère inférieures à 0 gr. 500 par kilogr., ainsi qu'on peut s'en convaincre en parcourant les comptes-rendus des séances du Comité consultatif d'hygiène de France (1).

Nous voilà bien loin de 1 ou 2 milligr. par kilogr., proportion qui peut donner à réfléchir, mais, nous le répétons, ne doit pas faire incriminer un produit.

Par contre, si, dans une confiture ou dans un vin, le dosage indique une quantité au delà de 1 centigr. par kilogr., il y aura lieu d'affirmer une addition d'acide salicylique.

Nous terminerons ce travail en disant que l'on doit faire de divers côtés des déterminations nombreuses pour savoir quelles sont les doses naturelles maxima susceptibles d'être rencontrées dans les substances alimentaires d'origine végétale. Si ces données sont sans importance lorsqu'on rencontre un produit visiblement salicylé (c'est-à dire contenant une proportion de l'antiseptique très voisine de la dose admise comme susceptible d'en assurer la conservation), elles sont indispensables pour autoriser les chimistes à se prononcer en toute sécurité, lorsqu'ils trouvent des doses très faibles, ne permettant tout au plus à l'heure actuelle que le doute.

(1) *Journ. de Pharm. et de Chim.*, 1885, p. 438.

RÉSUMÉ ET CONCLUSIONS

I. — Notre aperçu bibliographique montre que jusqu'ici trois glucosides seulement renfermant le radical salicyle ont été trouvés dans les végétaux, ce sont : la *salicine*, la *populine* et la *gaulthérine*.

Des expériences que nous poursuivons tendraient à révéler dans certaines plantes au moins de la famille des Violacées un glucoside nouveau, capable de donner directement par hydrolyse de l'acide salicylique.

II. — Nous avons expliqué l'action du chloroforme, de l'éther, de l'éther de pétrole et de la benzine, sur le salicylate de méthyle coloré par le perchlorure de fer, et nous en avons déduit un procédé de séparation du salicylate de méthyle et de l'acide salicylique dans une solution aqueuse.

III. — L'exposé que nous avons donné des propriétés et réactions susceptibles d'être utilisées pour la caractérisation du salicylate de méthyle et de l'acide salicylique, nous a amené à résumer les travaux effectués assez récemment sur le maltol et l'acide isopyrotritarique, corps présentant au point de vue de leurs réactions quelques points communs avec l'acide salicylique, et il nous a alors été permis d'en donner les caractères distinctifs.

IV. — Les recherches personnelles faites sur un certain nombre de substances végétales nous ont montré la présence dans les fraises, framboises, mûres, cynorrhordons, racine de réglisse, d'un composé à l'état de traces possédant les caractères du salicylate de méthyle.

Il faudrait admettre, comme l'a déjà fait M. Bourquelot, que ce composé existerait dans les plantes, à l'état de combinaison glycosidique.

V. — Cette étude nous conduit à insister sur une cause d'erreur lors de la recherche de l'acide salicylique dans certaines matières alimentaires : confitures, gelées, marmelades de fraises et de framboises, et extrait de réglisse (de même pour la conserve de cynorrhodons).

VI. — Elle nous autorise, après un exposé des diverses méthodes de recherche et de dosage de l'acide salicylique dans les matières alimentaires, à indiquer un nouveau procédé de défécation que nous avons appliqué à la recherche de l'acide salicylique, en excluant la cause d'erreur précédemment signalée.

VII. — Des expériences personnelles viennent confirmer et étendre les faits signalés par M. Ferreira da Silva et plusieurs autres chimistes, touchant la question du salicylage naturel des vins.

Nous avons appliqué notre procédé à la recherche de cet antiseptique dans les vins, bières, cidres, poirés, etc.

VIII. — Nous terminons par l'interprétation des résultats fournis par la recherche et le dosage de l'acide salicylique dans les matières alimentaires, et nous espérons que les renseignements que nous avons cherché à réunir ne seront pas inutiles aux experts, dans la recherche des antiseptiques dans les substances alimentaires, et pourront les guider principalement dans les cas douteux.

www.ingramcontent.com/pod-product-compliance
Ingram Content Group UK Ltd.
Pitfield, Milton Keynes, MK11 3LW, UK
UKHW022051170726
13837UKWH00002B/885